［医療者のための］
カーボカウント指導テキスト

「糖尿病食事療法のための食品交換表」準拠

日本糖尿病学会 編・著

文光堂

食品交換表編集委員会・カーボカウント小委員会（50音順）

石田　均（委員長）	佐野喜子	中塔辰明	横山宏樹
●	幣　憲一郎	原島伸一	●
雨宮　伸	島田　朗	藤本浩毅	荒木栄一　（担当理事）
井上達秀	高橋和眞	本田佳子	宇都宮一典（担当理事）
絵本正憲	篁　俊成	丸山千寿子	綿田裕孝　（担当理事）
川村智行	竹田晴生	南　昌江	
黒田暁生	長井直子	森　保道	

食品交換表編集委員・カーボカウント小委員・担当理事の利益相反に関して

　日本糖尿病学会「食品交換表」編集委員会・カーボカウント小委員会では，委員・担当理事と糖尿病および関連疾患に関与する企業との間の経済的関係につき，以下の基準について各委員・担当理事より過去3年間の利益相反状況の申告を得た．

1. 企業や営利を目的とした団体の役員，顧問職の有無と報酬額（1つの企業・団体からの報酬額が年間100万円以上）
2. 株の保有と，その株式から得られる利益（最近1年間の本株式による利益）（1つの企業の1年間の利益が100万円以上，あるいは当該株式の5％以上保有する場合）
3. 企業や営利を目的とした団体から特許権使用料として支払われた報酬（1つの特許使用料が年間100万円以上）
4. 企業や営利を目的とした団体より，会議の出席（発表，助言など）に対し，研究者を拘束した時間・労力に対して支払われた日当，講演料などの報酬（1つの企業・団体からの講演料が年間合計50万円以上）
5. 企業や営利を目的とした団体がパンフレットなどの執筆に対して支払った原稿料（1つの企業・団体からの原稿料が年間合計50万円以上）
6. 企業や営利を目的とした団体が提供する研究費（1つの医学研究（治験，共同研究，受託研究など）に対して支払われた総額が年間500万円以上）
7. 企業や営利を目的とした団体が提供する奨学（奨励）寄附金（1つの企業・団体から，申告者個人または申告者が所属する講座・分野または研究室に支払われた総額が年間100万円以上）
8. 企業などが提供する寄附講座に申告者らが所属している場合
9. その他の報酬（研究とは直接に関係しない旅行，贈答品など）（1つの企業・団体から受けた報酬が年間5万円以上）

　委員・担当理事はすべて，「医療者のためのカーボカウント指導テキスト『糖尿病食事療法のための食品交換表』準拠」の内容に関して，糖尿病および関連疾患の医療・医学の専門家あるいは専門医として，科学的および医学的公正さと妥当性を担保し，対象となる疾患の診療レベルの向上，対象患者の健康寿命の延伸・QOLの向上を旨として編集作業を行った．利益相反の扱いに関しては，日本糖尿病学会の「利益相反（COI）に関する指針」に従った．
　申告された企業名は下記の通りである（対象期間は2014年1月1日～2016年12月31日まで）．企業名は2017年3月現在の名称とした（50音順）．なお，中立の立場にある出版社や団体は含まない．

記

1：なし
2：なし
3：なし
4：アスタリール株式会社，アステラス製薬株式会社，アストラゼネカ株式会社，MSD株式会社，小野薬品工業株式会社，株式会社三和化学研究所，キッセイ薬品工業株式会社，協和発酵キリン株式会社，興和創薬株式会社，サノフィ株式会社，塩野義製薬株式会社，第一三共株式会社，大正富山医薬品株式会社，大日本住友製薬株式会社，武田薬品工業株式会社，田辺三菱製薬株式会社，日本イーライリリー株式会社，日本ベーリンガーインゲルハイム株式会社，日本メドトロニック株式会社，ノバルティス ファーマ株式会社，ノボ ノルディスク ファーマ株式会社，富士フイルムファーマ株式会社
5：なし
6：興和株式会社，田辺三菱製薬株式会社，日本イーライリリー株式会社，ノバルティス ファーマ株式会社
7：アステラス製薬株式会社，アストラゼネカ株式会社，エーザイ株式会社，MSD株式会社，小野薬品工業株式会社，株式会社クリニコ，株式会社三和化学研究所，株式会社ビーピーラボラトリーズ，株式会社ベネフィットワン・ヘルスケア，キッセイ薬品工業株式会社，協和発酵キリン株式会社，興和創薬株式会社，サノフィ株式会社，塩野義製薬株式会社，ジョンソン・エンド・ジョンソン株式会社，第一三共株式会社，大正富山医薬品株式会社，大日本住友製薬株式会社，武田薬品工業株式会社，田辺三菱製薬株式会社，テルモ株式会社，日東紡績株式会社，日本イーライリリー株式会社，日本ベーリンガーインゲルハイム株式会社，ノバルティス ファーマ株式会社，ノボ ノルディスク ファーマ株式会社，ファイザー株式会社，持田製薬株式会社
8：MSD株式会社，小野薬品工業株式会社，興和株式会社，武田薬品工業株式会社，田辺三菱製薬株式会社，日本ベーリンガーインゲルハイム株式会社
9：なし

序

　糖尿病において良好な血糖コントロールを保ち，さまざまな合併症を防ぐために，その食事療法は必ず行うべき基本の治療です．日本糖尿病学会食品交換表編集委員会では，食事療法のためのテキストである「食品交換表」第7版ならびにその「活用編」第2版への改訂を受けて，新たに患者用として，「カーボカウントの手びき─『糖尿病食事療法のための食品交換表』準拠─」，ならびに指導者用として，「医療者のためのカーボカウント指導テキスト─『糖尿病食事療法のための食品交換表』準拠─」の2冊を発行するはこびになりました．

　エネルギー量の適正化と栄養素のバランスを基軸としている糖尿病の食事療法のなかでこのカーボカウントとは，食事に含まれている糖質（炭水化物の大部分を占めます）の量を把握して食事療法に役立てる方法です．これがカーボカウントの第一歩となる「基礎カーボカウント」の考え方に相当します．さらにインスリン療法中の1型糖尿病や一部の2型糖尿病の場合には，糖質摂取量に合わせてインスリンの単位数を調整することが容易になり，これがその第二歩目となる「応用カーボカウント」に相当します．

　カーボカウントの考え方，なかでも「応用カーボカウント」と糖質制限とがしばしば混同されることがありますが，カーボカウントは食事に含まれる炭水化物や糖質の量を計算して食後血糖をコントロールする方法であり，糖質の制限を目的としたものではないことから，これらの両者の間には明確な違いがあります．

　本書「医療者のためのカーボカウント指導テキスト─『糖尿病食事療法のための食品交換表』準拠─」では，「食品交換表」やその「活用編」のみによる食事療法では，必ずしも厳密とは言えなかった「糖質摂取量を把握する方法とそれを用いた血糖管理の方法」を糖尿病患者の方々にわかりやすく指導できるように解説しています．また「食品交換表」やその「活用編」に基づく食事療法では，同時に食事に含まれるたんぱく質や脂質の摂取量についても，適正な配分量が保証されています．本書を並行して利用することで，「正しいカーボカウントへの道」が切り開かれるものと期待されます．そして医師や管理栄養士など糖尿病治療に関わるすべての医療スタッフの指導によって，より多くの患者の方々に食事療法を的確に継続していただき，糖尿病治療の成果を着実に得ることを心から願っています．

　平成29年3月

日本糖尿病学会食品交換表編集委員会

目次

I. カーボカウントとは　　1

1 カーボカウントの基本　　2
1. はじめに　　2
2. カーボカウントとは何か　　3
3. 炭水化物の分類，カーボカウントにおける炭水化物　　3
4. カーボカウントの種類と位置づけ　　4

2 カーボカウントによる食事療法の特徴　　6
1. カーボカウントにおける炭水化物・たんぱく質・脂質の比率　　6
2. 「食品交換表」とカーボカウント　　6
3. カーボカウントにおいて炭水化物（糖質）を計量すべき食品　　9

II. 基礎カーボカウント　　11

1 基礎カーボカウントとは　　12

2 基礎カーボカウント教育の進め方　　14
1. 食後血糖は，エネルギー栄養素のうち糖質によって最も影響を受けることを知る　　15
2. 糖質が含まれる食品を知る　　16
3. 食品や料理に含まれる糖質量の計算方法を知る　　17
4. 1日の指示エネルギー量から1日に摂取する糖質量が決められることを知る　　20
5. 朝食，昼食，夕食の3食と間食を食べる時刻を決める　　21
6. 朝食，昼食，夕食の3食と間食で摂取する糖質量を決める　　21
7. 主食，主菜，副菜をそろえてバランスよく食べることができる　　24
8. よく食べる主食（ごはん，パン，めんなど）に含まれる糖質量を計算できる　　24
9. 副食に含まれる糖質量を計算できる　　26
10. 理想的な食事で，実際に糖質量を計算して食事をすることができる　　30
11. 食事，運動の記録をし，糖質量を計算して食事をすることができる　　30
12. 基礎カーボカウントを患者さんが自分で評価できる　　31

目次

Ⅲ. 応用カーボカウント　35

1　応用カーボカウントとは　36

1　応用カーボカウントとは　36
2　応用カーボカウントの対象　36
3　追加インスリンの種類と特性　36

2　応用カーボカウントの実際　38

1　追加インスリン量の決定方法　38
2　糖質／インスリン比（糖質用）の算出方法　39
3　インスリン効果値（補正用）の算出方法（インスリン依存状態の場合）　42
4　症例で考える追加インスリン量の計算　44

Ⅳ. 外食・中食の利用時におけるカーボカウントのポイント　45

1　外食・中食の利用時の基本的な考え方　46

1　外食・中食とは　46
2　外食・中食に含まれる栄養素の傾向　46

2　外食・中食の利用時におけるカーボカウントの実際　48

1　炭水化物（糖質）量が明示されている場合　48
2　炭水化物（糖質）量が明示されていない場合　49
3　はじめて食べるものへの対応　49

文　献　51

索　引　53

「食品交換表」・「食品交換表 活用編」・「糖尿病腎症の食品交換表」・「カーボカウントの手びき（「糖尿病食事療法のための食品交換表」準拠）」・「医療者のためのカーボカウント指導テキスト（「糖尿病食事療法のための食品交換表」準拠）」の著作権保護のお願い

「食品交換表」等が作られた経緯

わが国では昭和35年前後から，各地で関心のある先生方が，それぞれ独自の食品交換表を作り，発表されていました．しかし各地で別々の食品交換表が用いられることにより，将来，わが国の食事療法が大変混乱するおそれがあると憂慮され，全国的に統一した食品交換表の作成が強く望まれるようになりました．

そこで昭和38年の日本糖尿病学会年次学術集会において，全国的に統一した食品交換表を作成することが申し合わされ，「食品交換表作成委員会」が結成され，昭和40年9月に日本糖尿病学会編「糖尿病治療のための食品交換表」の初版が上梓されました．また，引き続き設置された「食品交換表編集委員会」において，内容の見直しと改訂を行ってきました．

さらに平成14年には「食品交換表第6版」を発行し，平成16年にはその「CD-ROM版」，平成19年には「食品交換表 活用編」を発行し，平成25年に「食品交換表第7版」の発行となったものです．他方，本学会は，平成10年には「糖尿病性腎症の食品交換表」を発行し平成28年には第3版を発行し，今般「カーボカウントの手びき（「糖尿病食事療法のための食品交換表」準拠）」・「医療者のためのカーボカウント指導テキスト（「糖尿病食事療法のための食品交換表」準拠）」を発行いたしました．

無断転載事件と引用許可審査

初版発行以来「食品交換表」は，糖尿病患者さんの食事療法のテキストとして広く普及してまいりましたが，その反面，多数の書籍に引用されるようになり，中には誤った引用や「食品交換表」の代替物をねらったものも混じるようになりました．昭和53年には，「食品交換表 第3版」を全面転載した書籍が無断で出版され，本学会は裁判所から仮処分決定を得て，この書籍の差し押さえを行いました．

本学会はこの事件をきっかけとして，「引用許可基準」を設定し，食品交換表編集委員会が，これに基づいて適正な引用であるかどうか引用許可審査を行い，本学会がその後発行した上記本学会の出版物に関しても引用許可審査を行い今日に至っています．

なお，平成17年に「食品交換表」に対する著作権侵害事件が発生し，平成18年本学会がこれに提訴し被告である医学書関連の出版社との間で平成20年に以下の条項の裁判上の和解が成立しています[※]．

- 被告は「食品交換表」掲載の各表が，著作権法上保護される編集著作物であることを認める．
- 被告は「食品交換表」を引用する書籍を出版する場合は，原告（本学会）の定める引用に関する基準を尊重することを確認する．

（[※]糖尿病 52（3）：260-265，2009）

本学会から会員各位および読者の皆様へのお願い

発行から長い年月が経つうちに，このような経緯をご存じない会員も増えているように思われます．そこで，会員各位および読者の皆様に，以下の2点を改めてお願い申し上げます．

> 1）「食品交換表」・「食品交換表 活用編」・「糖尿病腎症の食品交換表」・「カーボカウントの手びき（「糖尿病食事療法のための食品交換表」準拠）」・「医療者のためのカーボカウント指導テキスト（「糖尿病食事療法のための食品交換表」準拠）」の著作権（編集著作権も含む）は本学会が所有しており，引用・転載などを行う場合には必ず，本学会の許諾を得ていただきたいこと．
> 2）許諾を得る場合には，本学会事務局（TEL：03-3815-4364）宛に引用許可申請書をお送りいただきたいこと．

会員各位および読者の皆様には，引用許可審査の趣旨をご理解のうえ，「食品交換表」・「食品交換表 活用編」・「糖尿病腎症の食品交換表」・「カーボカウントの手びき（「糖尿病食事療法のための食品交換表」準拠）」・「医療者のためのカーボカウント指導テキスト（「糖尿病食事療法のための食品交換表」準拠）」の著作権保護に一層のご協力を賜りたく，よろしくお願い申し上げます．

平成29年3月　　　　　　　　　　　　　　　　　　　　　　　　日本糖尿病学会食品交換表編集委員会

I

カーボカウントとは

1. カーボカウントの基本
2. カーボカウントによる食事療法の特徴

1 カーボカウントの基本

1 はじめに

　糖尿病の食事療法の目的は，全身の代謝状態をできる限り正常に近づけ，合併症の発症・進展を未然に抑制し，健康寿命を延長することにあります．そのためには血糖コントロールの改善のみならず，糖尿病腎症にはたんぱく質摂取の適切な制限，大血管障害には脂質代謝の是正が求められます．したがって，栄養素として食事に含まれる炭水化物やたんぱく質，脂質の適正な配分が，糖尿病での病態の改善と合併症の抑制を達成するために必須な条件となります．

　日本人は自然豊かな国土のなかで，自らの身体に合った食文化を長年にわたり作り出してきました．主食と副食から形成される和食は，多彩な食材を用いる点でも，栄養素の量のみならず質の面からも世界に誇ることができる食事です．「糖尿病食事療法のための食品交換表」[1]（以下，「食品交換表」）は，初版の発行以来これまでに約50年の歴史を有し，わが国の糖尿病食事療法の指導に用いられてきました．「食品交換表」を用いた食事療法は，和食の主食（表1）と副食（表3を主とする主菜，表6を主とする副菜）をバランスよく摂取するうえで，たいへん優れています．

　本書ではこれまでの「食品交換表」を用いながら，より厳密に糖質摂取量をコントロールして血糖管理を行う，いわゆる「カーボカウント」について解説します．これを導入するにあたって重要なことは，「食品交換表」に基づいた栄養指導により，適切なエネルギー量と栄養素のバランスに関する知識を身につけていることを前提とすることです．また「カーボカウント」は，後述する「基礎カーボカウント」と「応用カーボカウント」の2段階で構成されており，「基礎カーボカウント」を十分に習得し，糖質量を正確に把握できるようにすることが，「応用カーボカウント」へと進むための条件であることも，もう一つの重要な点です．ただし，発症直後からインスリン療法が必要な1型糖尿病の患者さんの場合などでは，「基礎カーボカウント」の教育をしつつ「応用カーボカウント」が開始される場合もあります．

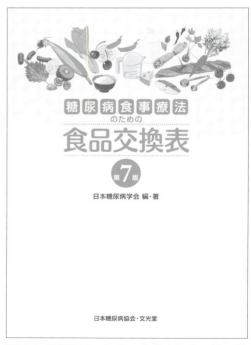

糖尿病食事療法のための食品交換表　第7版
（平成25年発行）

2　カーボカウントとは何か

　糖尿病とは，血糖値を下げるホルモンであるインスリンがうまく働かなくなり，慢性的に血糖値が高くなる病気ですが，血糖値に影響を及ぼす主な栄養素は炭水化物です．良好な血糖コントロールを目的に，食事中にどれだけ炭水化物（厳密には糖質）が含まれているのかを把握することをカーボカウントと呼びます．

> **メモ　炭水化物量と血糖値**
>
> 　炭水化物量が異なる食事を1型糖尿病の患者さんが摂取して，食後血糖値とインスリン必要量の経時的変化を観察したところ，炭水化物量が多い食事ほど食後血糖値は高くなり，血糖値が上昇している状態が継続し，食後インスリン必要量も増大することが，1980年代にグルコースクランプ法を用いた研究で示されました[2]．一方，たんぱく質が多い食事をとった場合には，食後2.5～5時間の血糖値やインスリン必要量は軽度上昇しますが，それはアミノ酸を基質とした糖新生によるグルコース産生によると考えられています[3]．また，脂質が多い食事をとった場合には，食後1～6時間，血糖上昇が遷延しますが，これは食後の高遊離脂肪酸血症によるインスリン感受性の低下の可能性や，胃排出時間の遅延のためであると考えられています[4]．
>
> 　このように，主要な栄養素のなかで炭水化物が食後血糖に対して最も強い影響を与えますので，食事中の炭水化物量を把握することは，良好な血糖コントロールを行ううえで大切です[5]．

3　炭水化物の分類，カーボカウントにおける炭水化物（図I-1）

　炭水化物は単糖あるいは単糖の重合体で，エネルギーになる糖質とエネルギーにならない食物繊維に大きく分けられます．食物繊維は血糖値を上昇させませんが，糖質は食後の速やかな血糖上昇につながり，多く摂取すると高血糖になってしまいます．したがって，カーボカウントにおいて実際に計量すべきものは，炭水化物から食物繊維を差し引いた糖質です．なかでも，食後の血糖上昇に直接関わる糖質は，糖類に含まれる単糖類のブドウ糖（グルコース），二糖類の麦芽糖（マルトース），ショ糖（スクロース），乳糖（ラクトース），そして多糖類のでんぷんなどです．糖アルコールや合成甘味料の一種であるスクラロースなども糖質ですが，血糖上昇には関わらないため，カーボカウントでは計量しません．

　カーボカウントでは糖類に含まれる単糖類，二糖類や三糖類以上のオリゴ糖やでんぷんなどを計量します．

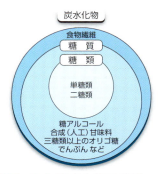

図I-1　炭水化物の分類

> 食事のなかの果糖，ガラクトースはほとんど食後の血糖値に反映されませんが，カーボカウントでは計量します．

4 カーボカウントの種類と位置づけ

　カーボカウントには基礎カーボカウントと応用カーボカウントがあり，まず基礎カーボカウントを十分に習得してから，より高度な応用カーボカウントへと進むことになります（図Ⅰ-2）．

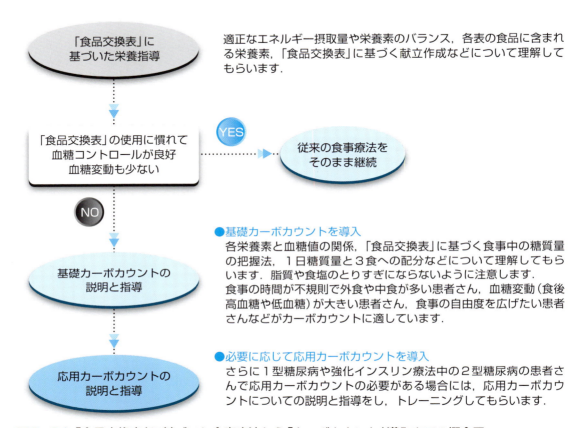

図Ⅰ-2 ❖ 「食品交換表」に基づいた食事療法から「カーボカウント」導入までの概念図

1 基礎カーボカウント（図Ⅰ-3）

　基礎カーボカウントとは，カーボカウントの原則を知り，食事中の糖質量を把握し，規則正しく摂取することです．指示されたエネルギー量と栄養素の配分から算出される糖質量を，朝食，昼食，夕食の3食（必要に応じて間食）にほぼ均等に配分し，それぞれの食事を毎日，規則的な食事間隔でとることによって，毎食後の血糖値が安定し，血糖コントロールが良好になります．

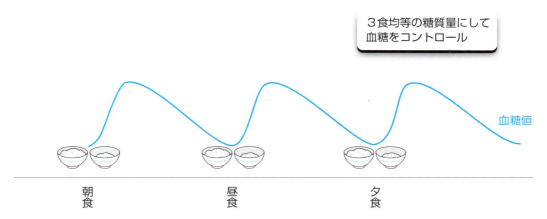

図Ⅰ-3 ❖ 基礎カーボカウント

2 応用カーボカウント（図Ⅰ-4）

　応用カーボカウントでは，インスリンの投与量と食事に含まれる糖質量を調整し，食後血糖値を適切にコントロールすることを学びます．1型糖尿病や2型糖尿病の患者さんで頻回注射法やインスリンポンプ療法を行い，毎食前に超速効型インスリンあるいは速効型インスリンを使用する患者さんが対象となります．応用カーボカウントは基礎カーボカウントを習得したのちに行うものであり，いきなり応用カーボカウントを行うと低血糖や体重増加，栄養素バランスの崩れなどを招く恐れがあり，原則的には推奨できません．ただし，前述のように発症直後からインスリン療法が必要な1型糖尿病患者さんの場合などでは，基礎カーボカウントの教育をしつつ応用カーボカウントを開始する場合もあります．

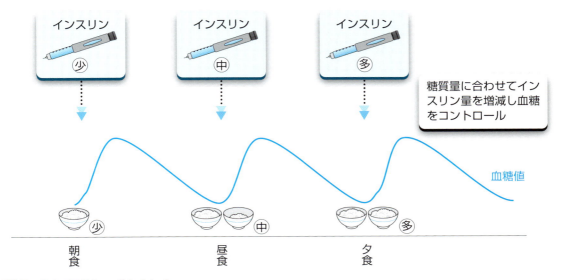

図Ⅰ-4 ❖ 応用カーボカウント

2 カーボカウントによる食事療法の特徴

1 カーボカウントにおける炭水化物・たんぱく質・脂質の比率

　カーボカウントは食事中の炭水化物（糖質）量に焦点をあてた食事計画法で[6]，身体活動度に応じた炭水化物の1日の摂取量が基本的に示されますが，同時にたんぱく質と脂質を含めた主要な栄養素の配分を考慮しなくてはいけません．糖尿病食事療法における栄養素のバランスに関しては，指示エネルギー量の50〜60％を炭水化物から摂取して，さらに食物繊維量が豊富な食物を選択します．たんぱく質は20％までとして，残りを脂質とすることが推奨されています[7]．

> **メモ　カーボカウントと糖質制限の違い**
>
> 　本書は「食品交換表」に準拠したカーボカウントの手びきであり，糖質制限の考え方は含まれていません．カーボカウントと糖質制限とが混同されることがありますが，カーボカウントは，食事のなかの糖質量に着目した食事計画法，さらに患者教育法として系統だったものであり，糖質の量のみに着目し制限する糖質制限とは質的に異なります．

2 「食品交換表」とカーボカウント

　「食品交換表」に基づく食事指導と基礎カーボカウントの考え方は，ともに炭水化物（糖質）の摂取量を適正に調整して血糖コントロールの安定化を図る点で，お互いの間で全く矛盾を生じないものであることをまず確認したいと思います．

　「食品交換表」は，前回の改訂よりすでに10年余りが経過したことや，食事のなかの炭水化物の適正な摂取量に関する社会的な関心の高まりを受けて，平成25年（2013年）3月に「日本人の糖尿病の食事療法に関する日本糖尿病学会の提言」がなされたことから，同年11月に第7版が，約5年間にわたる検討を経て発行されました．「食品交換表」においては，各食品は表Ⅰ-1に示すように7つのカテゴリーに分類されています（食品分類表）．炭水化物を多く含む食品は 表1 と 表2 に分類され，前者は穀類，いも，炭水化物の多い野菜と種実，豆（大豆をのぞく），後者はくだものです． 表3 と 表4 はたんぱく質を多く含む食品で，前者は魚介，大豆とその製品，卵，チーズ，肉，後者は牛乳と乳製品（チーズを除く）です．また， 表5 は脂質を多く含む食品， 表6 はビタミン，ミネラルを多く含む食品です．

表Ⅰ-1 ❖ 食品分類表

食品の分類		食品の種類	1単位（80kcal）あたりの栄養素の平均含有量		
			炭水化物(g) 1gあたり 4kcal	たんぱく質(g) 1gあたり 4kcal	脂質(g) 1gあたり 9kcal
炭水化物を多く含む食品（Ⅰ群）	表1	穀物，いも，炭水化物の多い野菜と種実，豆（大豆を除く）	18	2	0
	表2	くだもの	19	1	0
たんぱく質を多く含む食品（Ⅱ群）	表3	魚介，大豆とその製品，卵，チーズ，肉	1	8	5
	表4	牛乳と乳製品（チーズを除く）	7	4	4
脂質を多く含む食品（Ⅲ群）	表5	油脂，脂質の多い種実，多脂性食品	0	0	9
ビタミン，ミネラルを多く含む食品（Ⅳ群）	表6	野菜（炭水化物の多い一部の野菜を除く），海藻，きのこ，こんにゃく	14	4	1
	調味料	みそ，みりん，砂糖など	12	3	2

（日本糖尿病学会編・著：糖尿病食事療法のための食品交換表第7版, p.12, 13, 2013 より引用）

　今回の「食品交換表」第7版では，これらの表1から表6の食品と調味料のそれぞれ1単位（80キロカロリー）に含まれる栄養素の平均含有量（g）を，わが国の食生活の現状を踏まえて改正しました．日本人の栄養素摂取量の現況を反映する資料として，平成13年（2001年）から平成22年（2010年）の近年10年の国民健康・栄養調査の成績を「食品交換表」の食品分類に準じて整理したうえで，表1から表6ならびに調味料とその他（菓子類やし好飲料類など）に再分類して検討しました．その結果表1と表5は従来の数値と矛盾しませんでしたが，表2，表3，表4，表6については改正の必要性が認められました．また調味料に関しても，日本人は1日平均112キロカロリー（1.4単位相当）を摂取しており，このエネルギー量を無視できないことから，表1から表6に準じて1単位あたりの炭水化物をはじめとする栄養素の含有量を求めました．その結果，表Ⅰ-1に示すように，それぞれのカテゴリーの食品の1単位に含まれる炭水化物の平均値が，表1：18g，表2：19g，表3：1g，表4：7g，表5：0g，表6：14g，調味料：12gへと変更されました．糖尿病食事療法の基本である栄養素バランスのよい食事を作るために，個々の患者さんの食習慣やし好を考慮して，「食品交換表」の1日の指示単位を表1から表6ならびに調味料のバランスのよいように配分することでその患者さんにふさわしい単位配分表を作成します．そ

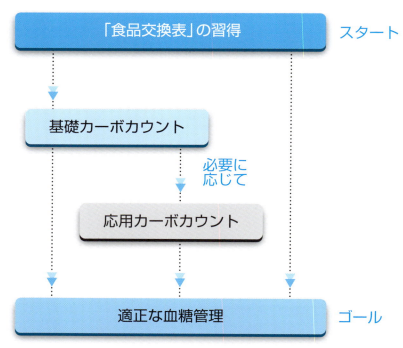

図Ⅰ-5 ❖ 糖尿病食事療法における基礎，応用カーボカウントの位置づけ

のなかで，食事のなかに含まれる炭水化物（糖質）の量をあらかじめ知ることは，血糖コントロール，とくに食後血糖値の安定化に重要です．これは基礎カーボカウントの考え方に通じるものです．

　カーボカウントと「食品交換表」の目指すところは同じですが，カーボカウントを学ぶことによって，食事中の炭水化物（糖質）量をより厳密に計量し，食事中の炭水化物と食後血糖との関係，また薬物療法を行っている人では，さらにこれらと薬物との関係に対する理解が深くなり，食後高血糖の是正や予防，あるいは薬物療法に伴う低血糖の予防に役立ちます（図Ⅰ-5）．「食品交換表」第7版のし好食品（95～97頁），および巻末の参考資料（104～107頁）に，比較的よく食べられる 表1 ， 表2 ， 表4 の食品， 調味料 ，し好食品の1単位中の糖質量（g）が示されているので，これを用いてより正確なカーボカウントを行うことができます．

3　カーボカウントにおいて炭水化物（糖質）を計量すべき食品

　カーボカウントを行う際に炭水化物（糖質）量を計量すべき食品は，「食品交換表」で 表1 の穀物，いも，炭水化物の多い野菜と種実，豆（大豆を除く），表2 のくだものだけではありません．表4 の牛乳と乳製品（チーズを除く）は，1単位（80キロカロリー）あたり炭水化物，たんぱく質，脂質をそれぞれ7g，4g，4g含んでおり，炭水化物（糖質）の含有率が比較的高く，また，表6 の中でも炭水化物（糖質）含量が多い野菜は多く食べるときには 表1 として扱うことになっていますので，カーボカウントではこれらの炭水化物（糖質）量も計量することになります．なお，表3 の食品は炭水化物（糖質）量が少なく，表5 の食品のほとんどは炭水化物（糖質）を含みません．

　また，菓子類や清涼飲料などにショ糖が含まれています．ショ糖はスクラーゼによりブドウ糖と果糖に分解され，このブドウ糖は食後の血糖上昇に影響します．したがって，カーボカウントにおいて菓子類やし好飲料も，他の炭水化物を含む食品と同様に計量の対象となります．もちろん，積極的な摂取を勧めているわけではありません．一般的に，ショ糖を含む食品は，高エネルギーかつ主要な栄養素のうち炭水化物に偏っている場合が多いので，その摂取は最小限にとどめることが必要です．さらに，ショ糖を含む食品を摂取するときには，多様な栄養素を含む低エネルギーの食品，例えば野菜などをとるように心がけましょう[5]．

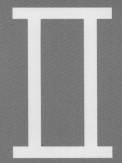

基礎カーボカウント

1. 基礎カーボカウントとは
2. 基礎カーボカウント教育の進め方

基礎カーボカウントとは

　基礎カーボカウントは，糖尿病患者さんにとって食事療法を行ううえで役立ちます．1型糖尿病患者さんがインスリン療法を行うためには基礎カーボカウントは必須であり，最初から導入することが勧められます．2型糖尿病の患者さんにとっても，1回の食事で摂取することができる糖質量をインスリン分泌能に応じておよそ決めておき，その範囲内で糖質を摂取するようにできれば，食後高血糖の是正や予防，あるいは薬物療法に伴う低血糖の予防に役立ちます．

　この段階に習熟し，目標の血糖コントロールレベルに達すると次の段階へ進むことができます．次の段階では，食品や薬物の種類，身体活動度が血糖値にどのように影響するかを学び，それぞれの要因をコントロールすることによって，血糖値を補正することを学びます．それにともない，血糖自己測定が必須となります．現行の食事療法にうまく取り組めず，より柔軟性のある方法を好み，糖質摂取量が食事によってまちまちな糖尿病患者さんは，基礎カーボカウントを始めるとよいでしょう．

　ただし，これまでの食事療法で良好な血糖コントロールが継続できている患者さんが，あえてカーボカウントを行う必要はありません．カーボカウントが必要かどうかは，図Ⅱ-1のような流れで決めます[8]．とくに，下記のいずれかに該当する場合は，基礎カーボカウントを学ぶことで血糖コントロールの改善が期待されます．

□「食品交換表」を用いた食事療法を行っているが，血糖コントロールが改善しない．
□ 予期しない高血糖あるいは低血糖が生じる．
□ 食事療法＝エネルギー制限と考えている．
□ 甘いものが好きで多めにとってしまう．
□ 3食の食事量の差が大きい．
□ 日によって1日の食事量（全体量）が大きく違う．
□ 食事療法をストレスと感じている．

　強化インスリン療法中の患者さん（主に1型糖尿病の患者さん）がこの基礎カーボカウントをマスターしたうえで，応用カーボカウントの使用が適切であると考えられる場合，応用カーボカウントへ進みます．

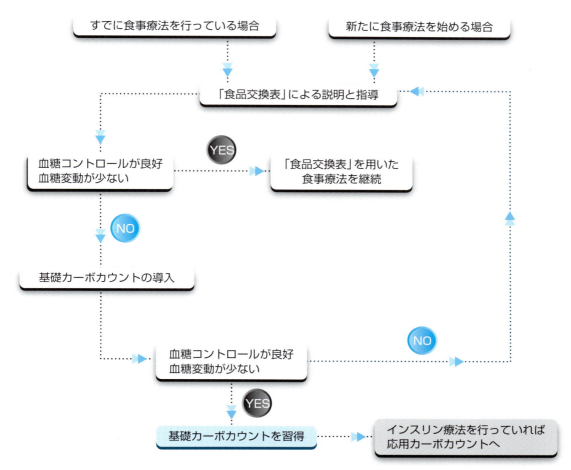

図Ⅱ-1 ❖「食品交換表」を用いた食事療法とカーボカウントの進め方（文献8）より引用改変）

2 基礎カーボカウント教育の進め方

　基礎カーボカウントでは，以下の **1**〜**12** の各ステップを段階的に進めます．開始時と終了時に評価テストを行い，教育の成果を評価することが望まれます．

糖質と血糖の関係
- **1** 食後血糖は，エネルギー栄養素のうち糖質によって最も影響を受けることを知る．

糖質を含む食品
- **2** 糖質が含まれる食品を知る．

糖質量の計算方法
- **3** 食品や料理に含まれる糖質量の計算方法を知る．

糖質を，いつ，どれだけ食べるか
- **4** 1日の指示エネルギー量から1日に摂取する糖質量が決められることを知る．
- **5** 自分の日常生活のなかで，朝食，昼食，夕食の3食と間食を食べる時刻を決める．
- **6** 朝食，昼食，夕食の3食と間食で摂取する糖質量を決める．
- **7** 主食，主菜，副菜をそろえてバランスよく食べることができる．

食事中の糖質量の計算
- **8** よく食べる主食（ごはん，パン，めんなど）の重量に含まれる糖質量を計算できる．
- **9** 副食に含まれる糖質量を計算できる．
- **10** 理想的な食事で，実際に糖質量を計算して食事をすることができる（強化インスリン療法の患者さんでは血糖自己測定を行い，記録する）．

基礎カーボカウントの実践
- **11** 食事，運動の記録をし，糖質量を計算して食事をすることができる（強化インスリン療法の患者さんでは血糖自己測定を行い，記録する）．
- **12** 基礎カーボカウントを患者さんが自分で評価できる．

以下に各ステップの教育内容や具体的な方法を解説します．本項は患者さんが「食品交換表」を用いて基礎カーボカウントができるように，医師や管理栄養士が指導するための手びきですので，まず「食品交換表」を精読し，内容を理解してください．

1 食後血糖は，エネルギー栄養素のうち糖質によって最も影響を受けることを知る

　炭水化物（糖質），たんぱく質，脂質はエネルギーのもととなる栄養素であり，それぞれの1gあたりのエネルギー量は，糖質は約4キロカロリー，たんぱく質は約4キロカロリー，脂質は約9キロカロリーです．これら栄養素は消化・吸収されたのちに代謝の過程で血糖に影響を及ぼしますが，とくに食直後の血糖値は食事に含まれる糖質量によって強く影響を受け，糖質量が多いほど血糖値が上昇します（図Ⅱ-2）[9]．糖質の摂取量が少なくても，糖尿病患者さんでは健常者と比べて血糖上昇が大きく，長時間高血糖の状態が続きます．

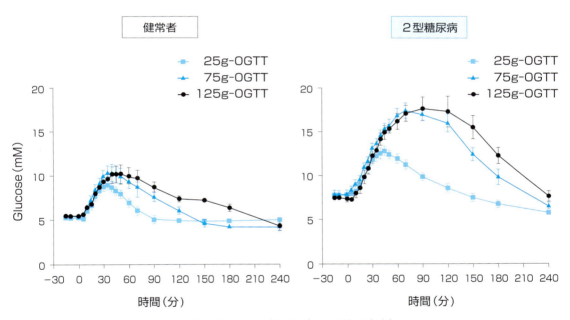

図Ⅱ-2 ❖ 糖負荷量が増えると血糖は上昇する（文献9）より引用改変）

　したがって，食直後の高血糖を防ぐためには，摂取する食品のエネルギー量だけではなく，糖質量に着目して，1回の食事でまとめてとらないように注意する必要があります．そのため，「食品交換表」の各表への単位配分を行う際には，1日分のエネルギー量と糖質を多く含む食品群をなるべく朝食，昼食，夕食の3食になるべく均等に配分することが推奨されます．

2　糖質が含まれる食品を知る

　糖質を多く含む食品は，穀物，いも，炭水化物の多い野菜と種実，豆（大豆を除く），くだもの，牛乳と乳製品（チーズを除く），甘味類（砂糖，はちみつなど），菓子類，アルコール飲料，し好飲料などです．これらが材料として用いられた料理や加工食品にも含まれています．

　これを「食品交換表」にあてはめると，表1，表2，表4，調味料 に分類されている食品に相当します．また，野菜のなかには比較的多く糖質を含むものがあり，少量ならば 表6 として扱うものの，食べる量が多いときは 表1 として扱います．表3 の食品は糖質含有量が少なく，表5 の食品のほとんどは糖質を含みません．各表の糖質含有量には以下のような特徴があります（表Ⅱ-1）．

表Ⅱ-1 ❖ 各表の糖質含有量と特徴

表1	主にでんぷんとして1単位あたり約12〜20gの糖質が含まれます．ただし，豆は食物繊維を多く含み，糖質は約半分の7〜10gです．	
表2	1単位あたり約13〜20gの糖質が含まれます．果糖を多く含みます．	
表3	糖質はほとんど含まれていません．ただし，表3 の食品のうち，大豆製品の納豆と豆乳に1単位あたり5〜6gの糖質が含まれます．また，魚介類では，佃煮，甘露煮，みりん干し，味付け缶詰，練り製品などの加工食品に糖質が含まれます．肉類は味付け缶詰にわずかに糖質が含まれるだけでほとんど無視してよいと思われます．	
表4	低脂肪製品では1単位あたり約9〜11g，普通脂肪製品では約6〜7gの糖質が含まれます．加工されていない乳製品中の糖質はほとんどが乳糖です．	
表5	糖質はほとんど含まれていません．	
表6	野菜，海藻，きのこ，こんにゃくにはほとんど糖質が含まれないと考えてよいです．ただし，かぼちゃ，グリンピース，くわい，そら豆，とうもろこし，ゆりね，れんこんなどは比較的多くの糖質を含みますので，少量ならば 表6 として扱うものの，食べる量が多いときは 表1 として扱います．	
調味料	砂糖やはちみつなどの甘味類では，糖質含有量が1単位あたり約20gと多いですが，その他の調味料は多いものと少ないもので違いが大きいです．	
し好食品	アルコール飲料	醸造酒，糖添加酒に糖質が含まれます．
	し好飲料	1単位あたり10〜20gの糖質が含まれます．
	アイスクリーム，くだもの缶詰，菓子類など	1単位あたり10〜20gの糖質を含むものが多いですが，同一名称の食品（商品）であっても，個々の製品による差が大きく，「食品交換表」に掲載されている値はあくまで参考値であることに留意する必要があります．

3　食品や料理に含まれる糖質量の計算方法を知る

　これまで諸外国および日本で普及してきたカーボカウントには，食事中の糖質10gあるいは15gを"1カーボ"という単位でカウントする方法がありますが，本書では，「食品交換表」の単位計算の数値とカーボカウントにおける糖質計算の数値の混乱を避けるために，糖質量を実数（g）で計算（カウント）します．以下にその計算方法を4つ紹介します．

1　「食品交換表」第7版から炭水化物量をほぼ糖質量とみなして計算する方法

　最も簡便な計算方法です．炭水化物には糖質のほかに食物繊維が含まれるので，炭水化物量＝糖質量ではありませんが，全エネルギー量に占める食物繊維量は約5％ですので，炭水化物量をおよその糖質量とみなして概算します．
　具体的には，「食品交換表」の食品群の1単位（80キロカロリー）あたりの栄養素の平均含有量（表Ⅱ-2，「食品交換表」第7版13頁参照）に示された炭水化物量を用いて計算します．

表Ⅱ-2 各表における1単位あたりの平均炭水化物量（g）と糖質量（g）への見積もり

	表1	表2	表3	表4	表5	表6	調味料
1単位あたりの平均炭水化物量（g）	18	19	1	7	0	14	12

　糖質量（g）≒炭水化物量（g）＝各表1単位あたりの平均炭水化物量（g）×各表の摂取単位数

　厳密な糖質計算よりもエネルギー摂取量と同時に炭水化物量を簡単に計算できることが利点です．ただし，食物繊維を含む値であること，多くの食品中の炭水化物含有量の平均値であることから，誤差が大きくなる場合があることに注意が必要です．
　2型糖尿病でインスリン分泌がある患者さん，複雑な計算が苦手な患者さん，食事療法に取り組むのが困難な患者さんの場合はこの方法が勧められます．

2　「食品交換表」のし好食品および参考資料の糖質量を利用して計算する方法

　「食品交換表」第7版のし好食品（95～97頁）および巻末参考資料（104～107頁）に，比較的よく食べられる表1，表2，表4の食品，調味料，し好食品の1単位（80キロカロリー）あたりの糖質量が示されていますので，これを用いて糖質量を計算します．

　食べようとする食品の糖質量（g）＝1単位あたりの糖質量（g）×単位数

　とくに「食品交換表」の単位配分を守っているものの血糖コントロールがうまくいかない患者さん，表1，表2，表4の摂取食品の種類が偏っている患者さん，日によって違う種類の食品を食べることが多い患者さん，調味料やし好食品の食べ方を調整する必要がある患者さんに対して，問題点を明らかにすることが血糖コントロールを改善するために有効と思われます．

3 「日本食品標準成分表 2015 年版（七訂）」[10]を用いて計算する方法

上記2に示されている食品以外の糖質量を計算する場合は，「日本食品標準成分表 2015 年版（七訂）」に掲載されている成分値から算出します．

「日本食品標準成分表 2015 年版（七訂）」では炭水化物の記載方法が従来と変わり，炭水化物と食物繊維に加えて，利用可能炭水化物量（単糖当量）が示されました（表Ⅱ-3）．さらに詳細な利用可能炭水化物含有量がわかる炭水化物成分表編が追加され，「糖質」に相当する種々の利用可能炭水化物と糖アルコールの含有量が可食部 100 g あたりの数値で示されています（表Ⅱ-3）．

表Ⅱ-3 「日本食品標準成分表 2015 年版（七訂）」の炭水化物の記載項目

炭水化物												
利用可能炭水化物（単糖当量）									糖アルコール		食物繊維	
でんぷん	ブドウ糖（グルコース）	果糖（フルクトース）	ガラクトース※	ショ糖（スクロース）	麦芽糖（マルトース）	乳糖（ラクトース）	トレハロース		ソルビトール	マンニトール	水溶性	不溶性

※食事のなかの果糖，ガラクトースはほとんど食後の血糖値に反映されません．

（文献 10）より引用改変）

利用可能炭水化物量のうち，果糖，ガラクトースはほとんど食後の血糖値に反映されません．また，でんぷん，ブドウ糖，麦芽糖，ショ糖，乳糖，トレハロースの食後血糖上昇の程度は異なりますが，利用総炭水化物量を糖質量として，以下のように計算して糖質量を求めます．

> 食べようとする食品の糖質量（g）＝可食部 100 g あたりの利用可能炭水化物量（g）×
> 食べようとする食品の可食部重量（g）÷100

1 単位（80 キロカロリー）あたり糖質量についても以下のように求められます．

> 食べようとする食品の 1 単位（80 キロカロリー）あたりの糖質量（g）
> ＝可食部 100 g あたりの利用可能炭水化物量（g）÷
> 可食部 100 g あたりのエネルギー量（キロカロリー）×80

この方法は上記1，2の方法と比べると高い精度で糖質量を計算できます．ただし，含まれる糖質量は生産地や生産環境などによって変動があり，「日本食品標準成分表 2015 年版（七訂）」に記載されている成分値は 1 食品につき 1 成分値で，その精度は±10％程度です．

4 栄養表示を参考にする

健康増進法第31条第1項によって，市販の加工食品や調理済み食品にはエネルギー（熱量），たんぱく質，脂質，炭水化物，食塩（ナトリウム）の含有量を表示することが義務づけられていますので，それらを利用する場合は，栄養表示[11)]に示された値を参考にします．栄養表示には糖質量のみを示してあるもの，炭水化物量と食物繊維量が示してあるもの，炭水化物量のみを示してあるものが混在しています．炭水化物量と食物繊維量が示されており，炭水化物量－食物繊維量で糖質量を算出できる場合はその値を用いますが，炭水化物量のみ記載されている場合は，食物繊維が含まれているかどうか原材料表示から類推します．

また，強調表示として，たんぱく質や食物繊維などについて「高」や「含有」などを表示する場合や，エネルギーや脂質などについて「無」や「低」などを表示する場合に満たしていなければならない基準が，消費者庁によって表Ⅱ-4，5のように示されています．低糖質の旨が表示されていたとしても，実際の摂取量で換算すると1食あたりの糖質量が無視できない場合があることに注意が必要です．

表Ⅱ-4 ❖ 栄養表示における強調表示の基準（高い旨，含む旨，強化された旨の表示）

栄養成分	「第1欄」		「第2欄」	
栄養成分	高い旨「高，多，豊富等」の表示は，次の基準値以上であること		含む旨「源，供給，含有，入り，使用，添加等」または強化された旨の表示をする場合は次の基準値以上であること	
	食品100gあたり （　）内は，一般に飲用に供する液状の食品100mlあたりの場合	100kcalあたり	食品100gあたり （　）内は，一般に飲用に供する液状の食品100mlあたりの場合	100kcalあたり
食物繊維	6g（3g）	3g	3g（1.5g）	1.5g

（文献11）より引用改変）

表Ⅱ-5 ❖ 栄養表示における強調表示の基準（含まない旨，低い旨，低減された旨の表示）

栄養成分	「第1欄」	「第2欄」
栄養成分	含まない旨「無，ゼロ，ノン等」の表示は次の基準値に満たないこと この基準より数値が小さい場合，「0」と表示することが可能	低い旨「低，ひかえめ，少，ライト，ダイエット等」の表示は次の基準値以下であること 低減された旨の表示をする場合は，次のいずれかの基準値以上低減していること
	食品100gあたり （　）内は，一般に飲用に供する液状の食品100mlあたりの場合	食品100gあたり （　）内は，一般に飲用に供する液状の食品100mlあたりの場合
熱量	5kcal（5kcal）	40kcal（20kcal）
糖類	0.5g（0.5g）	5g（2.5g）

（文献11）より引用改変）

4　1日の指示エネルギー量から1日に摂取する糖質量が決められることを知る

　1日の指示エネルギー量は血糖コントロールと種々の合併症の治療を目標にして指示します．エネルギー栄養素の摂取比率はその患者さんの病態や食習慣などにより個別に決めますが，糖代謝異常だけでなく，たんぱく質と脂質の代謝を考慮したバランスをとるためのエネルギー比は，

　　　　　炭水化物　　：　たんぱく質：　脂　質
　　　　　＝50〜60％　：　20％まで　：　炭水化物，たんぱく質を
　　　　　　　　　　　　　　　　　　　　差し引いた残り

とされています．炭水化物のエネルギー換算係数を1gあたり4キロカロリーとみなすと，指示炭水化物量は以下の式で算出できます．

　　指示炭水化物量（g）＝1日の指示エネルギー量（キロカロリー）×
　　　　　　　　　　　　　　　　　　　（0.5〜0.6）÷4（キロカロリー/g）

前述の 3-1 のように，およその炭水化物量を糖質量とみなして概算する場合は，

　　　1日に摂取する糖質量（g）≒指示炭水化物量（g）

となります．
　しかし，前述の 3-2，3-3 のように炭水化物ではなく糖質の量で考える場合，糖質エネルギー比は炭水化物エネルギー比（50〜60％）から約5％を差し引いた量（45〜55％）に相当すると考え，以下の式で計算します．

　　　1日に摂取する糖質量（g）＝1日の指示エネルギー量（キロカロリー）×
　　　　　　　　　　　　　　　　　　　（0.45〜0.55）÷4（キロカロリー/g）

> **メモ** 糖質エネルギー比と炭水化物エネルギー比
>
> 　**4**の計算式で糖質量を求められる理由は以下の通りです．
> 　FAO報告書（2003）[12] において，炭水化物の表示は，単糖，二糖，でんぷんなどをそれぞれ定量し，その総和と単糖当量として表示することが望ましいとされており，諸外国の食品成分表には糖質を直接定量した値が示されています．しかし，「日本食品標準成分表2015年版（七訂）」では多くの食品の単糖当量が示されましたが，すべてではありません．また，炭水化物は「差し引き法による炭水化物」すなわち，100ｇあたりの水分，たんぱく質，脂質およびビタミン，ミネラルの合計（ｇ）を100ｇから差し引いた値で示されており，食物繊維を含んだ値です．ただし，魚介類，肉類および卵類については，一般的に炭水化物が微量であり，差し引き法で求めることが適当でないことから，原則として全糖の分析値に基づいた成分値が掲載されています．「食品交換表」は各食品の1単位（80キロカロリー）あたりの重量（ｇ）を日本食品標準成分表に基づいて算出していますので，「食品交換表」で示されている炭水化物量は食物繊維を含む値です．
> 　さらに，各食品のエネルギー値は可食部100ｇあたりのたんぱく質，脂質，および炭水化物の量（ｇ）に各成分のエネルギー換算係数を乗じて算出されているので，炭水化物由来のエネルギー量は食物繊維を含めた重量に対して得られています．食物繊維はエネルギーをほとんど生じませんが，食物繊維は1日に20〜25ｇ摂取することが望ましく[1]，これを炭水化物量としてエネルギー換算すると1日の指示総エネルギー量の約5％に相当します．すなわち，1日の指示エネルギー量をバランスよく摂取するための糖質エネルギー比は，一般的に推奨される炭水化物エネルギー比（50〜60％）から約5％を差し引いた量（45〜55％）に相当します．したがって，**4**の式で1日に摂取する糖質量が求められることになります．

5　朝食，昼食，夕食の3食と間食を食べる時刻を決める

　学校や仕事などを含めた日常生活のなかで，朝食，昼食，夕食の3食（と間食）を規則的に食べる習慣をつけるようにします．それぞれの患者さんの生活状況から，原則として朝食，昼食，夕食の3食でなるべく均等な食事間隔で食べることが望ましいですが，朝食が遅く，昼食と夕食の間隔が長くなるような場合は間食を入れるなど，時刻設定の工夫をします．

6　朝食，昼食，夕食の3食と間食で摂取する糖質量を決める

　基礎カーボカウントでは，患者さんの生活背景や日常生活を尊重したうえで，朝食，昼食，夕食の3食（と間食）を規則的に食べる習慣をつけることが目標の一つです．毎日ほぼ同じ時刻の各食事に一定の糖質量（同じ量の糖質）を摂取することで，食後の血糖変動が安定しやすくなります．そのため，あらかじめ各食事で摂取する糖質量の目安を決めておくことが必要です．
　食事をとる時間が，例えば朝食が午前6時，昼食が午前12時，夕食が午後6時というようにほぼ同じ間隔であれば，3度の食事に摂取する糖質量（ｇ）をほぼ均等に配分します（表Ⅱ-6）．

●**間食をとらない場合**：

　　1食に摂取する糖質の目安量（g）＝1日に摂取する糖質量（g）÷3

●**間食をとる場合**：

　　1食に摂取する糖質の目安量（g）
　　＝｛1日に摂取する糖質量（g）－間食に摂取する糖質量（g）｝÷3

　前述のように，朝食が遅く，昼食と夕食の間隔が長くなり就寝までの時間が短いような場合には，朝食分と夕食分を少なめとして，その差を間食にあてるようにするとよいです．一般的に間食は，「食品交換表」の 表1 ， 表2 ， 表4 にあたる，糖質を含む食品が用いられますが，それらの食品の2単位分程度を間食とすると調整しやすいです．

　たとえば 表2 から0.5単位， 表4 を1.5単位の間食（約160キロカロリー＝炭水化物として約20g）とすると，1食に摂取する糖質の目安量（g）は以下の計算式で求められます．

　　1食に摂取する糖質の目安量（g）
　　＝｛1日の指示エネルギー量（キロカロリー）－160（キロカロリー）｝×
　　　　　　　　　　　（0.45〜0.55）÷4（キロカロリー/g）÷3

表 II-6 ❖ 指示エネルギーと糖質量の目安

1日の 指示エネルギー （キロカロリー）	糖質 エネルギー比 〈45～55%〉[*1]	1日に摂取する 糖質目安量（g）	1食に摂取する 糖質目安量（g） 〈間食しない場合〉[*2]	1食に摂取する 糖質目安量（g） 〈間食をする場合〉[*3]
1200 キロカロリー （15単位）	55%	165g	55g	48g
	50%	150g	50g	43g
	45%	135g	45g	38g
1440 キロカロリー （18単位）	55%	198g	66g	59g
	50%	180g	60g	53g
	45%	162g	54g	47g
1600 キロカロリー （20単位）	55%	220g	73g	67g
	50%	200g	67g	60g
	45%	180g	60g	53g
1840 キロカロリー （23単位）	55%	253g	84g	78g
	50%	230g	77g	70g
	45%	207g	69g	62g
2000 キロカロリー （25単位）	55%	275g	92g	85g
	50%	250g	83g	77g
	45%	225g	75g	68g

[*1]：1日の摂取エネルギーのうち，糖質から摂取するエネルギーの割合（%）
[*2]：間食をしない場合：（1日に摂取する糖質量（g）÷3
[*3]：間食をする場合　：｛1日に摂取する糖質量（g）－間食の糖質量（g）｝÷3

7 主食，主菜，副菜をそろえて，バランスよく食べることができる

　基礎カーボカウントでは，朝食，昼食，夕食のそれぞれの食事で，主食，副食（主菜と副菜からなる）をとりあわせて食べることを原則とします（図Ⅱ-3）．その際に，糖質だけでなく身体に必要なさまざまな栄養素をバランスよく摂取することが重要であることを忘れてはいけません．そのうえで，主食，副食（主菜，副菜）に含まれる糖質量を計算します．

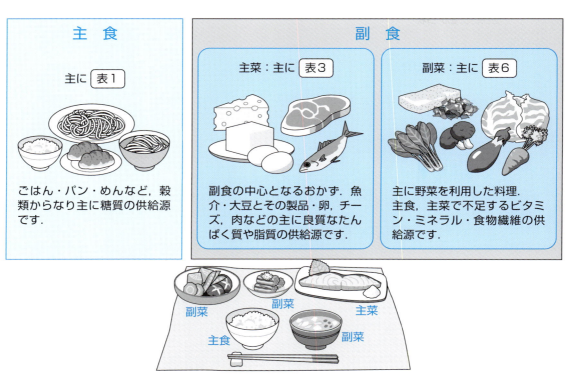

図Ⅱ-3 ❖ 和食の伝統的な配膳例と構成要素

8 よく食べる主食（ごはん，パン，めんなど）に含まれる糖質量を計算できる

　糖質の主な栄養学的役割は，脳，神経組織，赤血球，腎尿細管，精巣，酸素不足の骨格筋など，通常はブドウ糖のみをエネルギー源として利用する組織にブドウ糖を供給することです．栄養素バランスに配慮した食事を摂取すると，糖質は「食品交換表」の 表1 の食品からおよそ7～8割を摂取することになります． 表1 の食品は，糖質のなかでも多糖類のでんぷんを多く含み，単糖類や二糖類などの少糖類と比べて食後の血糖上昇が緩やかです． 表1 の食品を主に主食としてごはん，パン，めんなどで食べることにより，必要なブドウ糖を充足できます．

　一方で 表1 の食品を多量に摂取すると食後の異常な血糖上昇を招きます．それぞれの患者

さんが習慣的によく食べる食品について，1食あたりの食品重量に相当する糖質量をあらかじめ計算し，把握させておくと食事計画が立てやすいです．カーボカウントに慣れるまでは，主食として食べる食品の種類と量を毎食なるべく同じにしておくと，食事ごとの血糖コントロールが容易になります．日本人が主食として摂取することの多いごはん，パン，めんについては，誤差は多いもののおおむね重量の約40％，50％，20％が糖質であると報告されています[13]（表Ⅱ-7）．

表Ⅱ-7 ❖ **主食重量から糖質量を予測する方法**

主食	ごはん	パン	ゆでめん
目安	重量の40％	重量の50％	重量の20％
主食重量（g）	白飯120g（茶碗小1杯）	食パン60g（6枚切1枚）	ゆでうどん240g（1玉）
糖質量の目安（g）	120×0.4=**48g**	60×0.5=**30g**	240×0.2=**48g**
食品成分表掲載の糖質量（g）	44.2g	26.6g	49.9g

（文献13）より引用）

ただし，主食として食べる食品の1人前とされる量は食品により差があります．また，指示エネルギー量が多い患者さんほど 表1 の指示量が多くなります．そのため，表Ⅱ-8に示すように，カーボカウントを 3-1 のように「食品交換表」の1単位あたりの平均炭水化物量（g）で行う場合には，平均炭水化物量と糖質量との差が大きくなる食品があります．

カーボカウントを始めた初期には，主食の種類をある程度限定して練習し，カーボカウントが習慣化できたら，主食を多様な種類の食品に対応できるようにするとよいでしょう．

表Ⅱ-8 ❖ 「食品交換表」1単位あたりの平均含有量から算出した炭水化物量（g）と，主な主食用食品由来の糖質量（g）

食品交換表の単位数	表1 の平均含有炭水化物量（g）	ごはん（精白米）		パン（食パン）		ゆでめん（ゆでうどん）	
		重量（g）目安	糖質量（g）*	重量（g）目安	糖質量（g）*	重量（g）目安	糖質量（g）*
2単位	36g	100g 子供茶碗1杯	37g	60g 6枚切1枚	27g	160g 2/3玉	33g
3単位	54g	150g 女茶碗1杯	55g	90g 4枚切1枚	40g	240g 1玉	50g
4単位	72g	200g 男茶碗1杯	74g	120g 6枚切2枚	53g	320g 1.3玉	67g
5単位	90g	250g 丼・カレー	92g	150g 5枚切2枚	67g	400g 1.5玉	84g

*糖質量（g）：「食品交換表」第7版・参考資料（104，105頁）から算出した糖質量（g）

9 副食に含まれる糖質量を計算できる

　食事ごとに，主食以外の副食（主菜，副菜）に含まれる糖質量を算出します．主菜は主に 表3 ，副菜は主に 表6 の食品を中心とし，それに 表1 ，表2 ，表4 ，表5 ，調味料 に分類される食品を使って構成されます．原則として 表1 ，表2 ，表4 ，調味料 に該当する食品の糖質量を計算し， 表6 については100gあたりで2〜5g程度が含まれているものとして計算します．

　なお，炭水化物量を糖質量とみなして計算する方法（ 3 - 1 ）では，栄養素バランスのよい単位配分をした糖尿病食の場合は，副食中の糖質量（≒炭水化物量）をおよそ20gと見積もることができます（28頁のコラム参照）．

　主食をすべて 表1 で摂取し，副食を 表2 〜 表6 および 調味料 で摂取すると仮定すると，以下の表Ⅱ-9〜11のように，「食品交換表」第7版の1日15〜23単位，炭水化物の割合60％，55％，50％のどの指示単位配分例においても，理論上，副食中の炭水化物量は約60gとなります．3食均等に分けて食べると仮定すると1食あたりの副食の炭水化物量は約20gです．ちなみに，副食用の特別用途食品として販売されている「糖尿病食」はエネルギー量および栄養素バランスを考慮したものですが，「糖尿病食」の商品約100食を調べると，1食あたりの平均糖質量も約20gでした．ただし糖質を含む間食をする場合には，1食あたりの副食の炭水化物量はこれより少なくなります．

　なお，外食や中食などで食材の使用量が把握できない場合は，栄養表示の利用や，インターネット情報，書籍などを参照して調べます．

表Ⅱ-9 ❖ 炭水化物エネルギー比 60％の単位配分例の場合の炭水化物量（g）

		主食	副食					
		表1	表2	表3	表4	表5	表6	調味料
1単位あたりの平均炭水化物量（g）		18	19	1	7	0	14	12
各表の単位数	合計 15 単位の場合	7	1	2.5	1.5	1	1.2	0.8
	合計 18 単位の場合	9	1	3.5	1.5	1	1.2	0.8
	合計 20 単位の場合	10	1	4.5	1.5	1	1.2	0.8
	合計 23 単位の場合	12	1	5	1.5	1.5	1.2	0.8

表1 以外の炭水化物量 ＝ 19 ＋（2.5〜5）＋ 10.5 ＋ 0 ＋ 16.8 ＋ 9.6
＝ **58.4〜60.9 g**

表Ⅱ-10 ❖ 炭水化物エネルギー比 55％の単位配分例の場合の炭水化物量（g）

		主食	副食					
		表1	表2	表3	表4	表5	表6	調味料
1単位あたりの平均炭水化物量（g）		18	19	1	7	0	14	12
各表の単位数	合計 15 単位の場合	6	1	3.5	1.5	1	1.2	0.8
	合計 18 単位の場合	8	1	4.5	1.5	1	1.2	0.8
	合計 20 単位の場合	9	1	5	1.5	1.5	1.2	0.8
	合計 23 単位の場合	11	1	6	1.5	1.5	1.2	0.8

表1 以外の炭水化物含有量 ＝ 19＋（3.5〜6）＋ 10.5 ＋ 0 ＋ 16.8 ＋ 9.6
＝ **59.4〜61.9 g**

表Ⅱ-11 ❖ 炭水化物エネルギー比 50％の単位配分例の場合の炭水化物量（g）

		主食	副食					
		表1	表2	表3	表4	表5	表6	調味料
1単位あたりの平均炭水化物量（g）		18	19	1	7	0	14	12
各表の単位数	合計 15 単位の場合	5	1	4.5	1.5	1	1.2	0.8
	合計 18 単位の場合	7	1	5	1.5	1.5	1.2	0.8
	合計 20 単位の場合	8	1	6	1.5	1.5	1.2	0.8
	合計 23 単位の場合	10	1	7	1.5	1.5	1.2	0.8

表1 以外の炭水化物含有量 ＝ 19 ＋（4.5〜7）＋ 10.5 ＋ 0 ＋ 16.8 ＋ 9.6
＝ **60.4〜62.9 g**

コラム 「食品交換表」に基づく簡易なカーボカウントの計算方法

「食品交換表」に基づく食事1食に含まれる糖質量は，この簡易法によれば以下のように算出することができます（文献13）を引用改変）.

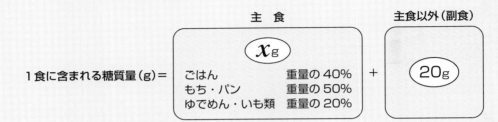

1食に含まれる糖質量（g）＝ 主食（ごはん 重量の40％，もち・パン 重量の50％，ゆでめん・いも類 重量の20％）x g ＋ 主食以外（副食）20g

栄養素バランスのよい単位配分をした糖尿病食の場合の副食中の糖質量は20gなので，主食の糖質量 x g＋副食の糖質量20gで算出できる.

この方法を使えば，「食品交換表」に基づく食事では90％以上の確率で誤差が±10g以内で算出することができます[13].

炭水化物の算出のうえで±10gの誤差で超速効型インスリンを追加しても食後の血糖値は同等であったことが報告されています[14]．このため数値にこだわりすぎずに計算すればよいでしょう．「食品交換表」第7版ではそれぞれの患者さんに応じて炭水化物摂取比率が50～60％という範囲になりました．「食品交換表」第7版においても副食量は約20gと算出できます[15]．「食品交換表」第7版に準拠した「糖尿病食事療法のための食品交換表 活用編 献立例とその実践」（以下，「食品交換表活用編」）第2版[16]で紹介されている炭水化物摂取比率50～60％の食事での含有糖質量を同様に計算してみましょう.

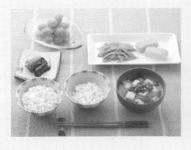

1600キロカロリー/炭水化物60％の昼食の献立
（「食品交換表 活用編」第2版33頁より）

主食の玄米ごはんは150gであるため，1食の糖質量は主食の糖質量（150g×0.4）＋副食の糖質量20g＝80gと算出されます．実際の成分表に基づく算出では糖質量は75.1gでした．

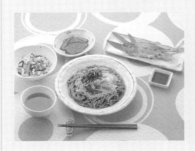

1600キロカロリー/炭水化物55％の昼食の献立
（「食品交換表 活用編」第2版37頁より）

主食のそばは150gであるため，1食の糖質量は主食の糖質量（150g×0.2）＋副食の糖質量20g＝50gと算出されます．実際の成分表に基づく算出では糖質量は51.2gでした．

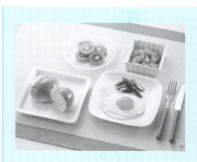

1600 キロカロリー/炭水化物 50％の朝食の献立
(「食品交換表 活用編」第 2 版 40 頁より)

　主食のロールパンは 50g であるため，1 食の糖質量は主食の糖質量（50g×0.5）＋副食の糖質量 20g＝45g と算出されます．実際の成分表に基づく算出では糖質量は 38.2g でした．

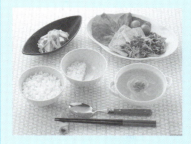

1600 キロカロリー/炭水化物 50％の夕食の献立
(「食品交換表 活用編」第 2 版 42 頁より)

　主食のごはんは 125g であるため，1 食の糖質量は主食の糖質量（125g×0.4）＋副食の糖質量 20g＝70g と算出されます．実際の成分表に基づく算出では糖質量は 64.7g でした．

　厳密な糖質量の計算が必要のない方や，糖質量の算出が困難な方には以上のようにとても簡単な計算で，ほぼ正確な糖質量が算出できます．

10 理想的な食事で，実際に糖質量を計算して食事をすることができる

　カーボカウントにおける糖質の計算方法が理解できたら，モデル献立や食事例を用いて実際に計算ができるようにします．これができることが確認されたら，実際の食事の際に糖質量を計算し，記録する習慣をつけるようにします（図Ⅱ-4）．

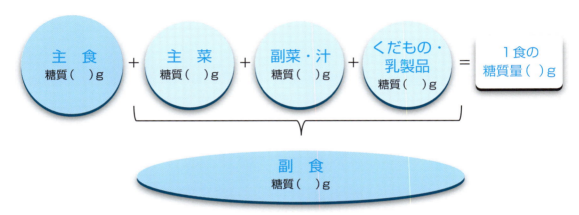

図Ⅱ-4 ❖ 実際の食事の糖質量の記録

11 食事，運動の記録をし，糖質量を計算して食事をすることができる

　基礎カーボカウントでは，食事ごとにあらかじめ糖質量を計算したうえで食べます．また，食事ならびに運動や筋肉労働の種類と時間を記録します．医師・管理栄養士は，患者さんがこれを習慣的に自立して行うことができるように支援する必要があります．はじめは慣れないために困難と思いがちですが，ストレスにならないように，楽しく行えるための方法を患者さんとともに考えましょう．たとえば，はじめのうちは主食や間食などで摂取する糖質量の多い食品はその種類を限定し，これらの糖質量を覚えたら食品の種類を増やすなど，少しずつ自由度を高めていくようにするとよいでしょう．

12　基礎カーボカウントを患者さんが自分で評価できる

　カーボカウントをして糖質を規則的に摂取するように心がけていても，日常生活ではしばしば不規則な事態が起こるため，いつも理想的な食生活を実現できるとは限りません．糖質摂取量が計画と大きくずれてしまった場合に，自らその理由を考え，改善のための対策を講じることができるように導く必要があります．

　設定した糖質量をとっているにもかかわらず，血糖コントロールが改善しない場合の原因と理由の例を表Ⅱ-12に示します．個々の患者さんに適した実践可能な方法を患者さんとともに考え，長続きできるように支援することが大切です．

　強化インスリン療法中の患者さんでは，食前に血糖自己測定を行い，糖質量に見合った追加インスリンを注射することになります．食後に再び血糖自己測定を行い，食事とインスリン量がうまく合っているか確認しましょう．

表Ⅱ-12 ❖ 血糖コントロールが改善しない場合の原因と理由

	課題	原因	理由の例
高血糖	食直後の高血糖	糖質の過食 易吸収性糖質の偏食 食物繊維不足	カーボカウントの過小評価 歯牙欠損，口腔内炎症など 副菜の不足
	食後遷延する高血糖	たんぱく質・脂質の過食	脂質摂取量への無関心 脂質含有量の過小評価
		追加インスリン不足	インスリン量決定の誤り
	慢性的高血糖	エネルギー過剰摂取	必要エネルギー量算出法の誤り 消費エネルギーの過大評価
		基礎インスリン不足	インスリン量，注射時刻の変動
低血糖	食前低血糖	不規則な食事時間	不規則な生活時間・スケジュール
	運動をした翌日の低血糖	糖利用亢進	インスリン量決定の誤り
	食直後の低血糖	糖質摂取不足 糖質吸収遅延 アルコール摂取	カーボカウントの過大評価 胃腸神経障害 アルコール性低血糖

なおカーボカウントを評価する際に食後血糖に影響する要因として以下の点も考慮しましょう．

1 糖質の種類によって食後血糖上昇は異なる

食品に含まれる糖質には3頁に示したようにいろいろな種類のものがあります．同量の糖質を摂取した場合，ブドウ糖，麦芽糖，でんぷんと比べて，ショ糖，乳糖の食後血糖上昇は軽度です．

2 糖質以外の栄養素も血糖に影響する

糖質以外の要素として，食物繊維は糖質の吸収を遅延させることにより，食後の血糖上昇を抑制します．また，たんぱく質と脂質はインスリンの分泌を促すインクレチンというホルモンの分泌を亢進させることにより，食後の血糖上昇がゆっくり起こります．そのほかにも，食品の品種や含有栄養素，加工方法の違いなど，血糖上昇に影響するさまざまな因子があります．

> **メモ 食物繊維は血糖上昇を抑制する！**
>
> 食物繊維は糖質の吸収を遅らせる働きがあるため，食後の血糖上昇を抑制します．そのため，食物繊維を多く含む「野菜」は，①毎食食べる，②食事の前半で食べることを心がけましょう．

3 身体活動は血糖に影響する

身体活動は負荷強度と量によってエネルギー消費を高めます．筋肉労働や筋運動を行うと，インスリン感受性が高まり，血液中から細胞内へのブドウ糖の取り込みが亢進するため，血糖値が下がります．

> **コラム インスリン以外の薬物療法と食後血糖**
>
> 糖尿病治療薬を処方されている場合でも，基礎カーボカウントの原則を守り，適正な1日のエネルギー量と糖質量を朝食・昼食・夕食と間食にバランスよく配分し，毎日ほぼ同じ時間に，ほぼ同じ量の糖質を規則正しく摂取することが重要です．血糖降下薬の種類によって，食後血糖に対する影響が異なりますので，薬物療法を行っている場合は，使用する薬剤の特性を理解しておきましょう．
>
> **1) スルホニル尿素薬**
>
> スルホニル尿素薬は，β細胞からのインスリン分泌を長時間にわたって促し，食後血糖よりも空腹時血糖や食前血糖を低下させる特徴を有します．したがって，食事時間が不規則な場合など，食前に低血糖を起こしやすいことに注意します．

2）速効型インスリン分泌促進薬

　速効型インスリン分泌促進薬を食直前に服用すると，服用後短時間でβ細胞からのインスリン分泌を促し，食後血糖上昇の抑制効果がえられます．一方，服用後食事が遅れると低血糖を起こしやすいことに注意します．

3）α-グルコシダーゼ阻害薬

　α-グルコシダーゼ阻害薬は，二糖類や多糖類のα-グルコシド結合の分解を阻害し，糖の吸収を遅らせて食後血糖を低下させます．単独投与では低血糖を起こす可能性は低いですが，スルホニル尿素薬，速効型インスリン分泌促進薬やインスリンとの併用時の低血糖に対しては注意が必要です．低血糖時にはブドウ糖を内服しなければなりません．

4）SGLT2阻害薬

　SGLT2阻害薬は，尿糖排泄閾値を下げる薬剤です．血糖曲線全体を下に平行移動するように作用し，その結果，食前および食後血糖を低下させます．SGLT2阻害薬を用いると，尿糖としてブドウ糖が50～60g/日 失われます．そのため，糖質の摂取量が不足すると，エネルギー源をたんぱく質や脂質に依存することになるため，インスリン作用不足ではケトアシドーシスをきたしたり，アミノ酸炭素骨格の動員により骨格筋量の減少をきたしたりする危険性が報告されています．1日および各食事で摂取する糖質量については，個々の患者さんごとに評価することが大切です．

5）ビグアナイド薬

　糖新生抑制，骨格筋・脂肪組織における糖取り込み促進，小腸からの糖吸収抑制作用により，血糖値を全体的に低下させます．また，高用量で用いることにより食後血糖を低下させることが報告されています．

6）チアゾリジン薬

　チアゾリジン薬は，肥満に関連するインスリン抵抗性を改善します．脂肪組織ではインスリン抵抗性の原因となる遊離脂肪酸，腫瘍壊死因子 tumor necrosis factor（TNF），レジスチンなどの産生を抑制し，また，アディポネクチンの産生を増強することにより，インスリンの標的臓器におけるインスリン抵抗性の改善に寄与します．単独投与では低血糖を起こす可能性は低いですが，スルホニル尿素薬，速効型インスリン分泌促進薬やインスリン製剤との併用時の低血糖に対しては，注意が必要です．

7）インクレチン関連薬

　DPP-4阻害薬やGLP-1受容体作動薬は，血糖値に依存してインスリン分泌を増強するため，単剤投与では摂取する糖質量が異なっても食後血糖が大きく変動することは少ないとされています．また，グルカゴン分泌を抑制する作用があることから，食前血糖に加え食後血糖の低下効果も報告されています．ただし，薬剤の種類や作用時間により，上述の効果はやや異なります．スルホニル尿素薬，速効型インスリン分泌促進薬，インスリン製剤と併用するときは，糖質摂取量や食事時間のずれに伴う低血糖にも注意が必要です．

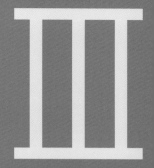

応用カーボカウント

1. 応用カーボカウントとは

2. 応用カーボカウントの実際

1 応用カーボカウントとは

1 応用カーボカウントとは

　応用カーボカウントでは，インスリンの投与量と食事に含まれる炭水化物（糖質）量を調整し，食後血糖値を適切にコントロールすることを学びます．基礎カーボカウントを十分に習得したあとで行う必要があります．

2 応用カーボカウントの対象

　1型糖尿病や2型糖尿病患者さんで頻回注射法やインスリンポンプ療法を行い，毎食前に超速効型インスリンあるいは速効型インスリンを使用する患者さんが対象となります．この章では血糖値や食事中に含まれる糖質量から，食前に投与すべきインスリン量を計算する方法を解説します．

3 追加インスリンの種類と特性

　インスリンは基礎インスリンと追加インスリンに分けられます．基礎インスリンは，何も食べていない状態で血糖値が一定になるように調節するインスリンのことで，頻回注射法では持効型溶解，あるいは中間型インスリンが該当し，インスリンポンプ療法では basal insulin と呼ばれるものです．

　一方で，毎食ごとに事前に投与して，食後の高血糖を補正するインスリンを追加インスリンと呼び，通常，超速効型インスリンや速効型インスリンが使われます．

　主要な栄養素が血糖値に反映されるまでの時間の違い（図Ⅲ-1）とインスリンの作用時間（図Ⅲ-2）を比較してみると，炭水化物（糖質）による血糖上昇速度と超速効型インスリンの作用効果のタイミングが一致するため，糖質摂取量や食べるタイミングに見合った超速効型インスリンを追加することで，良好に血糖を管理できます．

　ただし，食事のための追加インスリンを投与して食事の摂取後1～2時間で血糖値の低下をきたすにもかかわらず次の食前には高血糖をきたすような高度な自律神経障害を伴う場合や「やせ」のためにインスリン吸収が速いと考えられる場合には，超速効型インスリンよりも速効型インスリンを用いる方がうまくいくことがあります[17]．

Ⅲ．応用カーボカウント　37

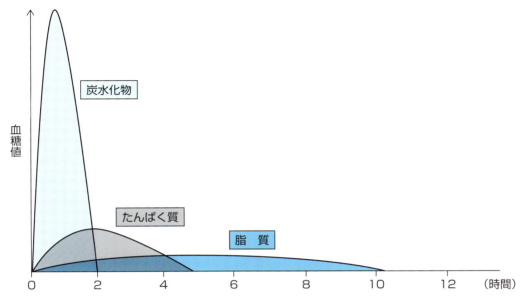

図Ⅲ-1 ❖ 主要な栄養素による血糖上昇のイメージ
主要な栄養素を摂取してから血糖値に反映されるまでの時間を表します．たんぱく質は摂取2.5～5.0時間での血糖値の上昇に寄与することが報告されています[3]．脂質は摂取してから少なくとも7時間以上にわたり血糖値の上昇に寄与することが報告されています[4]．ただし患者さんごとの糖尿病の病態や体調，胃腸運動障害によってもこれらの時間や程度は変動する可能性があります．

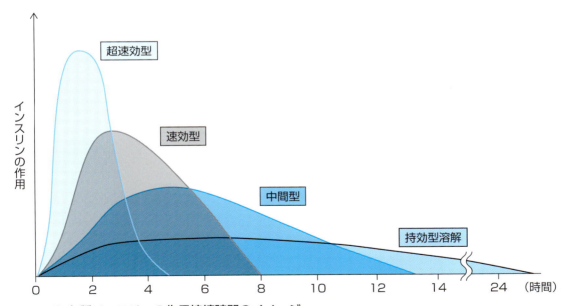

図Ⅲ-2 ❖ 各種インスリンの作用持続時間のイメージ

2 応用カーボカウントの実際

1 追加インスリン量の決定方法

追加インスリンを使用する場合には，医師は，①「**糖質用インスリン**（摂取する糖質量を処理するためのインスリン）」と②「**補正用インスリン**（その時点での血糖値を補正するためのインスリン）」の2つを分けて考えてインスリン量を決める必要があります（図Ⅲ-3）．

①糖質用インスリン

インスリン1単位で処理できる糖質量を表す**糖質/インスリン比**（g/単位）を用いて以下のように計算します．

> 糖質用インスリン＝これから食べる糖質量÷（糖質/インスリン比）

②補正用インスリン

追加インスリン1単位で血糖値がどれだけ下げられるのかを表す**インスリン効果値**（mg/dl/単位）を用いて以下のように計算します．

> 補正用インスリン＝（現在の血糖値－目標血糖値）÷インスリン効果値

食事前の追加インスリンは，この糖質用インスリンと補正用インスリンの合計として計算できます．

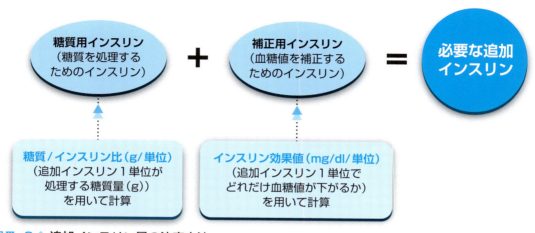

図Ⅲ-3 ❖ 追加インスリン量の決定方法

2 糖質/インスリン比（糖質用）の算出方法

1 食事中の糖質量とインスリン量からの求め方

実測の血糖値を見ながら，糖質/インスリン比（g/単位）を求める方法を示します．

超速効型インスリンを打ち，糖質量が明らかな食事をとるとします．超速効型インスリンは現在市場に3種類ありますが，作用時間についてはいずれも5時間ほどで完全に効果が消失するため，注射して5時間ほど経過した血糖値の食前との差が30 mg/dl 以内のような値であれば，糖質量とインスリンの比率（糖質/インスリン比）が見合っているということになります（図Ⅲ-4）．

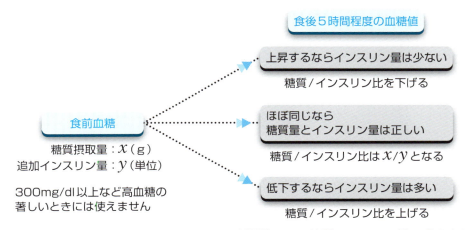

図Ⅲ-4 ◆ 糖質摂取量 x（g）と追加インスリン量 y（単位）からの糖質/インスリン比の求め方と修正法

食後血糖値のピークは食後1～2時間であることが知られています．Glycemic Index（GI）（メモ参照）が各食品で異なることや，脂質の含有量など食べるものの内容によって変化します．また追加インスリンの最大効果時間の現れる時間帯であり血糖値が大きく動く時間帯です．食後血糖値の管理が重要であることは言うまでもないことですが，食後1～2時間の値を目安に糖質/インスリン比を決定するのは困難であり現実的ではありません．

> **メモ** Glycemic Index（GI）（血糖上昇係数（指数））
>
> 炭水化物を含む食品の食後血糖上昇の度合いを示す指標．50 g のブドウ糖またはパン摂取後2時間までの血糖上昇面積を100％として，同量の炭水化物を含む食品を摂取した後2時間の血糖上昇面積の％で表す．

> **コラム　糖質量の計算方法と糖質/インスリン比という用語**
>
> 　本書では，糖質量の計算方法をグラム (g) で計算する方法を紹介していますが，欧米では糖質はグラムで計算する方法以外に，10～15gの糖質を単位としてポーション（割り当て）やエクスチェンジ（交換）といった形の糖質量を計算する方法が用いられています．北米やオーストラリアでは15g，イギリス，ドイツ，ポーランドなどヨーロッパでは10gを1つの単位としているようです．このように世界的には，さまざまな運用方法がありますが，どの方法が優れているといったことは証明されていません[8, 18]．わが国でも，10gや15gの糖質を「カーボ」として計算する方法が用いられている施設があります．これは，数グラムの細かい計算を省略して簡略化することが目的です．
>
> 　また欧米の文献には，Insulin Carbohydrate Ratio (ICR) といった表現がよく出てきますが，糖質/インスリン比と同じ意味である場合と，Insulin-to-Carbohydrate Ratio を意味する場合があります．後者の場合は，一定の糖質量に必要なインスリン量を示します．日本でもこの方式と同じインスリン/カーボ比を用いている医療機関があります．つまりインスリン/カーボ比は，1カーボに必要なインスリン量（単位）を示しますので，糖質用インスリン＝（食事中のカーボ）×インスリン/カーボ比といった計算になります．
>
> 　計算方法は若干異なりますが，どの場合もインスリン量の考え方や算出されるインスリン量は同じです．医療機関や患者に応じて運用しやすい方法を用いればよいと考えられます．

2　糖質/インスリン比の日内・日差変動

　糖質/インスリン比は日内変動を認めることが多く，とくに基礎インスリンに大きな影響を受けます．基礎インスリンがうまく設定されていても，昼夕に比べると朝の糖質/インスリン比が低くなることが多いです[19, 20]．つまり朝はインスリンの効き目が悪く必要量が多くなることをよく経験します．またインスリンの効きやすい日，効きにくい日があり，1日のなかでも時間帯によって効き方が変わることがありますので，患者さんが自分のインスリンの効き方の傾向を知っておくことが重要です（表Ⅲ-1）．実際には食前・食後の血糖値を測り，その食事とインスリン量が合っているのかを患者さん自身で確かめ，経験を積んでいくことが必要です．

表Ⅲ-1　インスリンの効き方の傾向

●インスリンの効き方が時間帯によって違う
　早朝～午前中　　→効きにくい時間
　午後　　　　　　→効きやすい時間
●インスリンの効きやすい日
　運動量（活動量）の多い日，運動した翌日（運動効果は3日以内に低下），
　食事量が少なかった日，気温の高い日など
●インスリンの効きにくい日
　活動量の少ない日，食事量が多かった日，気温の低い日，ストレスがかかった日，
　感冒などで熱のある日，（女性は）月経の始まる前1週間など

以下のような患者さんを例にして考えてみましょう．この患者さんは摂取する糖質の量やそのときの血糖値によって食前に注射する追加インスリンの量を以下のように大きく変更しており，血糖値と体重の管理ができています．

> **★症例　血糖値の管理ができている1型糖尿病患者さん**
>
> 超速効型インスリン　　　朝 2〜8 単位
> 　　　　　　　　　　　　昼 4〜14 単位
> 　　　　　　　　　　　　夕 6〜14 単位
> 持効型溶解インスリン　　夕　　10 単位
> 　　→1日総インスリン量は平均すると 34 単位
> 摂取糖質量と血糖変動から糖質/インスリン比は（朝 7，昼 10，夕 10）g/単位，インスリン効果値は 50 mg/dl/単位と算出された．

　この患者さんが昼に 40 g 程度の糖質を含むおにぎり（例：コンビニおにぎり）1 つを食べたとします．このときに 4 単位の超速効型インスリンを追加して 5 時間後くらいにおよそ元の血糖値に戻っているとすれば，糖質/インスリン比は 40 g÷4 単位＝10 g/単位ということが確認できます．この糖質/インスリン比が 10 g/単位程度というのは多くの患者さんでよくみられる数値です[21]．

　一方，同じ量のインスリンを投与して 5 時間後に血糖値が食前よりも 100 mg/dl 上昇したとすれば，この場合は糖質/インスリン比が 10 g/単位ではインスリンが少なかったので，糖質/インスリン比を 7〜8 g/単位のように下げて設定します（図Ⅲ-4）．

　また，逆に 5 時間後に血糖値が食前よりも低下したとすれば，この場合は糖質/インスリン比が 10 g/単位ではインスリンが多かったので，糖質/インスリン比を 12〜13 g/単位のように上げて設定します（図Ⅲ-4）．

　罹病期間の長い 1 型糖尿病患者さんでは，インスリン 1 単位でどれだけ血糖値が下がるのか，何をどれだけ食べればどれだけインスリンが必要になるかは患者さん自身が知っていることが多いです．このため医療従事者は，患者さんとよく相談しながら決めていくのが，簡単で納得のいく安全な糖質/インスリン比を導き出せるコツです．

3 インスリン効果値（補正用）の算出方法（インスリン依存状態の場合）

1 ▶「1500～2000 ルール」を使う方法

　インスリン1単位で低下する血糖値であるインスリン効果値（mg/dl/単位）を算出する方法を示します．ただしこの方法で計算される数値はインスリン依存状態の患者さんに限ります．インスリン効果値＝1500～2000÷1日総インスリン量 total daily dose of insulin（TDD）で概算する方法です．TDDは基礎インスリン量と追加インスリン量のすべてを合計した量です．超速効型インスリンでは，1500～2000ぐらいまでどの数値を使うのが適切かは患者さんによって異なりますので，たとえばTDDが40単位の人は，1500～2000÷40≒38～50という計算結果から，インスリン効果値を45 mg/dl/単位と概算します．このような方法で概算したTDDが20～85単位のインスリン効果値を表Ⅲ-2に示します．

表Ⅲ-2 ❖ インスリン効果値（補正用）の概算（参考値）

TDD	インスリン効果値（mg/dl/単位）	TDD	インスリン効果値（mg/dl/単位）	TDD	インスリン効果値（mg/dl/単位）
20	90	45	40	70	25
25	70	50	35	75	25
30	60	55	30	80	20
35	50	60	30	85	20
40	45	65	25		

上記インスリン効果値の概算は，1500～2000÷TDDで計算して使いやすい数字に略しています．概ねこのような数値になりますが個人差があるので留意を要します．

2 ▶ おおまかなインスリン効果値で開始する方法

　多くの患者さんが当てはまりますが，普通の体格の患者さんではおおむねインスリン効果値50 mg/dl/単位で開始しても大きな問題はありません．そしてやせた体型の患者さんやTDDが30単位未満の患者さんではインスリン効果値100 mg/dl/単位くらいと考えて始めてもらえばよいでしょう．以上のようにまずは簡便な数値を用いて計算を始めてください．

3 ▶ 実際にインスリンを投与して試す方法

　この方法は基礎インスリンが正しく設定されていることが前提です．実際に高血糖をきたした際，超速効型インスリンを投与して，その効果がなくなる5時間程度が経過したときに血糖測定を行い，そのインスリン投与量と血糖値の低下の度合いによってインスリン効果値を算出

する方法です．

たとえば，前回投与した追加インスリンの効果が十分に消失したときの血糖値が 300 mg/dl であったときに超速効型インスリンを 4 単位打ち，その作用が消失したと考えられる 5 時間後に血糖値が 100 mg/dl に下がっていたとします．このときインスリン効果値は以下のように計算されます．

> インスリン効果値＝（追加前の血糖値－追加後 5 時間の血糖値）÷追加インスリン投与量
> 　　　　　　　＝（300 mg/dl－100 mg/dl）÷4 単位
> 　　　　　　　＝50 mg/dl/単位

ただし，この計算法には，基礎インスリンのほかにも以下のような問題点があるので注意が必要です．

問題点①：血糖値が 160〜180 mg/dl 以上の高血糖のときには，インスリン非依存的にブドウ糖が筋肉に取り込まれる，あるいは尿糖として体外に排泄されて，追加インスリンとは関係なく自動的に血糖値が低下します．これによりインスリン効果値を過大評価する可能性があります．

問題点②：図Ⅲ-1 のように脂質は遅れて血糖値を上昇させるため，前回の食事が脂質の多いものであった場合は，血糖値を測定する時間帯に前回の食事の影響でその分の血糖値が上昇し，インスリン効果値を過小評価する可能性があります．

メモ　基礎インスリンの設定

絶食状態において血糖値が一定になるように維持するためのインスリンを基礎インスリンといいます．インスリンポンプ療法では時間ごとに基礎インスリンを 0.025 単位刻みに設定できます．このため絶食状態で血糖測定を 1 時間ごとなどで行って血糖値が変動しないことを確認する必要があります．一方，皮下注射を用いた強化インスリン療法では時間ごとの設定は不可能であるため食事を摂取していない時間帯である眠前と起床時の血糖値を比較して変化がないように設定します．1 型糖尿病患者さんのインスリンポンプ療法での 1 日基礎インスリン必要量は平均して 1 日総インスリン必要量の約 30％に満たないことが日本から報告されています[22, 23]．

4 症例で考える追加インスリン量の計算

　前述のインスリン依存状態の患者さんを例にとって追加インスリン量を計算していきましょう．この患者さんでは糖質/インスリン比が（朝7，昼10，夕10）g/単位，インスリン効果値が50mg/dl/単位でした．

1 高血糖である場合

　食前の血糖値が340mg/dlと高く，これから糖質80gを含む食事をとるとします．目標食前血糖値が100mg/dlであった場合，

①糖質用インスリンは
　糖質量÷糖質/インスリン比
　＝80g÷10g/単位＝**8単位**

②補正用インスリンは
　（現在の血糖値－目標血糖値）÷インスリン効果値
　＝（340mg/dl－100mg/dl）÷50mg/dl/単位＝**4.8単位**
　①と②の和が追加すべきインスリンになるので，このとき追加するべきインスリンは8＋4.8＝12.8，つまり**約13単位**となります．

> **メモ　小数点以下の追加インスリン量**
>
> 　計算の結果，追加インスリン量は小数点以下の数値となることがあります．このような場合には，小数点以下を四捨五入にする，切り捨てる，あるいは切り上げるなどについては患者さんの血糖コントロール状態や合併症の程度，低血糖の頻度などを考慮して指示します．

2 低血糖である場合

　同じ患者さんで食前の血糖値が逆に50mg/dlと低かった場合，
　②補正用インスリンは
　　（現在の血糖値－目標血糖値）÷インスリン効果値
　　＝（50mg/dl－100mg/dl）÷50mg/dl/単位＝**－1単位**となります．
　つまりインスリンを1単位少なく投与するということになり，追加するべきインスリン量（①＋②の和）は8＋（－1）＝**7単位**となります．このように同じ患者さんが同じ食事をとるときでも，7～13単位と血糖値によって追加インスリン量を大きく動かす必要があります．

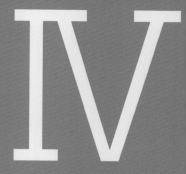

IV

外食・中食の利用時における カーボカウントのポイント

1. 外食・中食の利用時の基本的な考え方

2. 外食・中食の利用時におけるカーボカウントの実際

外食・中食の利用時の基本的な考え方

1 外食・中食とは

　外食とは，レストランなど家庭外で食事をすることであり，中食（なかしょく）とは家庭外で調理された食品（例：スーパーやコンビニエンスストアなどの弁当・惣菜，冷凍食品，出前，宅配ピザなど）を購買して持ち帰り，家庭で食べることです．農林水産省の年次報告によると，各世帯の食料支出額における外食の割合は1965年以降増加して，2000年以降は漸増しており，中食の割合は年々少しずつ増加しています[24]．このため外食や中食について，栄養バランスを考慮してどのように摂取するかを患者さんに指導することが重要となります．

2 外食・中食に含まれる栄養素の傾向

　社会生活を送るうえでは，ときとして栄養バランスの偏った食事を摂取せざるを得ない状況が生じる場合があります．とくに外食ではたんぱく質や脂質を多く含む食品が多いので，その食事のすぐ後の食後血糖の上昇よりも，次の食事の前に血糖値が遅れて上昇している場合が問題になることがあります．あるいは中食でサラダのみしか購入しない場合には逆にたんぱく質や脂質が不足する場合があります．

　血糖値に最も影響を与えるのは糖質です．炭水化物には糖質の他に食物繊維が含まれていますが，外食や中食の場合は，炭水化物と糖質はほぼ同量であることから，栄養表示に記載されている糖質量と炭水化物量のどちらを用いても大きな差はありません．たんぱく質や脂質や食物繊維などの栄養素も食後の血糖値に影響を与えます[3, 25, 26]．これらを多く含む食品を食べるときにはその対処方法を知って実践することが重要であり，カーボカウントの範疇を超えてそれらの栄養素による血糖変動を考慮する必要があります．

　たんぱく質，脂質から血糖値への変換があるため，それらの栄養素を大量に摂取するとカーボカウントのみでは食後血糖管理が困難な場合があります．たんぱく質および脂質摂取による血糖値への影響について以下のような報告があります．たんぱく質は2.5～5時間ほどの血糖上昇に寄与するが脂質はその時間帯の血糖値を上昇させる効果は乏しいとの報告もあります[3]．しかし2013年にWolpertらは脂質を糖質とともに摂取した際にclosed loopで血糖を管理する場合，脂質をともに摂取する方が同じ量の糖質を摂取するときよりも食後7時間までのインスリン必要量が多かったと報告しています[4]．食べ物が吸収されて血糖値に反映されるためには胃を越えて小腸まで届く必要があります．脂質には胃の動きを低下させる[27]ことによって食物による血糖上昇を遅らせ，食直後の低血糖や食後4時間以降の血糖上昇にかかわることが知られています．Pańkowskaらはたんぱく質と脂質を摂取する量に応じて長時間かけてインスリンを追加する方法を提唱しています[28]．このため夕食に焼肉，天ぷら，ピ

ザなどたんぱく質や脂質を多く含む食べ物を大量に食べた日には眠前から翌朝にかけて血糖値が上昇することを知ることが大事です．主要な栄養素による食後血糖値への影響は「Ⅲ．応用カーボカウント」の図Ⅲ-1（37頁）に示しました．糖質用インスリンである超速効型インスリンを食後に投与したり，速効型インスリンに変更したり，持効型溶解インスリンに加えて10時間ほどの作用時間のある中間型インスリンを食べるときに持効型溶解インスリンの10～25％程度を追加することで食後長時間経過した血糖の上昇が抑制されることが経験的に知られています．個々の患者さんでの検討が必要ですので患者さんとよく相談してください．

インスリンポンプ療法ではピザなど数時間後から血糖値が上昇するようなものを食べる際にはその場でインスリンを追加するのみならず，8時間ほどの脂質による血糖上昇に対応してインスリンを緩徐に追加する方法でうまく血糖管理ができることが報告されています[29]．その他の方法としてたんぱく質や脂質の多い食べ物を食べるときには食べてから10時間ほど基礎インスリンを120～130％に増量することや，追加インスリンを長時間かけて投与する方法を用いることで対応できます．これらの基礎インスリンを追加，増量するのは食後では忘れることが多いので食前が勧められます．たんぱく質や脂質の多い食べ物を食べたときには食後に血糖を測定して，投与したインスリンの量が妥当であったかどうかを確認し，もしも血糖値が高ければ，その値に応じて補正用インスリンを追加することも忘れてはなりません．

> **メモ　食物繊維と食後血糖**
>
> 食物繊維は炭水化物の一種であり，主に穀物，パン，シリアル，豆類，くだもの，野菜のようなエネルギーの多くが炭水化物である食べ物に含まれています．食物繊維は他の炭水化物と異なり消化・吸収されないために糖質としてカウントする必要はありません．食物繊維は食べ物が胃を通過する時間を低下させることによって食後の血糖上昇を抑えます[26]．実際に野菜など食物繊維を多く含むものを先に食べることで食後血糖の急激な上昇を抑えられることも報告されています[30]．

外食・中食の利用時におけるカーボカウントの実際

1　炭水化物（糖質）量が明示されている場合

　最近は包装に栄養表示のある食品やインターネットのホームページなどでメニューの栄養成分表示を公開している飲食店が増えてきましたので，自分の糖質/インスリン比（糖質用）を知っていれば，必要なインスリン量についてある程度の目安が計算しやすいです．

例1　カップめんの容器包装の栄養表示例

標準栄養成分表 1食（62g）あたり	
エネルギー：	264 kcal
たんぱく質：	6.2g
脂　質：	10.3g
炭水化物：	36.7g
ナトリウム： （めん・かやく：0.3g） （スープ：1.4g）	1.7g
ビタミンB1：	0.16mg
ビタミンB2：	0.19mg
カルシウム：	91mg

　例1のカップめんを食べる際の追加インスリン量を考えてみましょう．
　食物繊維はほとんど入っていないと考えられるため含有炭水化物量≒含有糖質量となります．このためここでは炭水化物に注目し，糖質/インスリン比が10g/単位であったとすれば糖質用インスリン量は，

$$必要インスリン量 = \frac{含有糖質量（≒含有炭水化物量）}{糖質/インスリン比}$$
$$= 36.7g \div 10g/単位$$
$$= 3.67単位 ≒ \mathbf{4単位}$$

となります．このカップめんを食べる場合，追加インスリンを約4単位打てばよいと考えられます．

例2　牛丼の栄養表示例（牛丼店ホームページより）

メニュー	エネルギー（kcal）	たんぱく質（g）	脂質（g）	炭水化物（g）	ナトリウム（g）	食塩相当量（g）
牛丼　並盛	701.1	19.9	23.5	102.5	1.1	2.7
牛丼　大盛	927.4	26.8	32.6	131.7	1.4	3.6
牛丼　特盛	1,062.1	32.6	43.3	135.5	1.7	4.4

　例2の牛丼の並盛を食べる場合は，含まれる炭水化物102.5gなので，同様の計算により10単位の追加インスリンが必要ということになります．

2　炭水化物（糖質）量が明示されていない場合

　栄養表示がなく炭水化物（糖質）量がわからない食品を食べる場合，摂食量と使用インスリン量と血糖変動を記録し，インスリン投与量が正しいのか検証して，試行錯誤を繰り返す必要があります．例えばある患者さんの食前の血糖値が100mg/dlであったとして，たこ焼き10個を食べてインスリン7単位を追加したとします．そして5時間ほど経過した時点の血糖値が200mg/dlあったとします．この患者さんが1単位の追加インスリンで50mg/dl血糖値が低下するとすれば，200mg/dlを100mg/dlに低下させるためにもう2単位のインスリンを追加しておけばよかったことになります．したがって，この患者さんが次回から同じたこ焼きを同じ個数食べる際は，7＋2＝9単位を追加すればよいと考えられます．

3　はじめて食べるものへの対応

　同じような栄養素の配分をしている食品同士なのに，食後の血糖値上昇の程度が異なる場合があります．1993年にAhernらは，良好にコントロールされている1型糖尿病患者がピザと同じ割合の栄養素を含む食事を食べた場合，同量のインスリンを追加しているにもかかわらず，ピザを食べた時のほうが食後の血糖値は食後4～9時間にわたり有意に高血糖を呈したと報告しています[31]．このようにカーボカウントで完璧に血糖コントロールをできるわけではありませんが，外食・中食ではじめて食べるようなものに対してどのようにインスリンを追加してよいのかを示す大まかなガイドであることは間違いありません．そこへ経験則を加味して，臨機応変に対応していくことが大切です．

コラム　アルコール摂取時のカーボカウント

　アルコールによる血糖値への影響は含有する糖質量に依存しています．酒類（100 ml）に含まれる糖質量（g）を表Ⅳ-1に示します．食事と同様に糖質摂取量に依存して食後血糖値は上昇します．一方で，アルコール摂取時には思わぬ低血糖に注意する必要があります．

　肝臓からの糖産生と筋肉や脂肪組織における糖の取り込みで血糖値は維持されています．肝臓では貯蔵グリコーゲンの分解によってブドウ糖を産生する経路と，アミノ酸や脂質などを基質としてブドウ糖を新たに作り出す糖新生という経路があります．アルコール摂取時は，アミノ酸や脂質などからの糖新生経路が抑制されるため低血糖が生じやすくなります[32]．また，糖質を多く含む食事をアルコールとともに摂取すると糖質摂取による高血糖によってインスリンが過剰に分泌されて食事2～3時間後に低血糖をきたすことがあります[33]．アルコールによる直接的なインスリン分泌作用は認められません．さらに，1型糖尿病では，夕刻あるいは21時にアルコールをビール1,000 mlあるいはエタノール0.75 g/kgほど摂取すると，夕食，翌朝に朝食を摂取したにもかかわらず翌朝7～11時に低血糖をきたすという報告もあります[34, 35]．

　アルコール摂取時のインスリン量の調整は，低血糖回避を第一に考えて慎重に対応しましょう．

表Ⅳ-1　酒類の量と糖質量

酒類名	1単位あたりの量(ml)	1単位に含まれる糖質量(g)	100 mlに含まれる糖質量(g)
リキュール類	25	8.0	32.0
梅酒	50	10.4	20.7
紹興酒	60	3.1	5.2
日本酒（純米吟醸）	70	2.9	4.1
ワイン（ロゼ）	100	4.0	4.0
発泡酒	180	6.5	3.6
ビール	200	6.2	3.1
ワイン（白）	100	2.0	2.0
ワイン（赤）	100	1.5	1.5
ジン	30	0	0.1
ラム	30	0	0.1
焼酎（25度）	50	0	0
ウイスキー	30	0	0
ブランデー	30	0	0

【文 献】

1) 日本糖尿病学会（編・著）：糖尿病食事療法のための食品交換表，第7版．日本糖尿病協会・文光堂，東京，2013
2) Service FJ, Rizza RA, Hall LD et al：Prandial insulin requirements in insulin-dependent diabetics：effects of size, time of day, and sequence of meals. J Clin Endocrinol Metab **57**：931-936, 1983
3) Peters AL, Davidson MB：Protein and fat effects on glucose responses and insulin requirements in subjects with insulin-dependent diabetes mellitus. Am J Clin Nutr **58**：555-560, 1993
4) Wolpert HA, Atakov-Castillo A, Smith SA et al：Dietary fat acutely increases glucose concentrations and insulin requirements in patients with type 1 diabetes：implications for carbohydrate-based bolus dose calculation and intensive diabetes management. Diabetes Care **36**：810-816, 2013
5) Evert AB, Boucher JL, Cypress M et al, American Diabetes Association：Nutrition therapy recommendations for the management of adults with Diabetes. Diabetes Care **36**：3821-3842, 2013
6) Joslin EP：The diabetic diet. J Am Diet Assoc **3**：89-92, 1927
7) 日本糖尿病学会（編・著）：糖尿病治療ガイド 2016-2017．文光堂，東京，2016
8) Gillespie SJ, Kulkarni KD, Daly AE：Using carbohydrate counting in diabetes clinical practice. J Am Diet Assoc **98**：897-905, 1998
9) Bagger JI, Knop FK, Lund A et al：Impaired regulation of the incretin effect in patients with type 2 diabetes. J Clin Endocrinol Metab **96**：737-745, 2011
10) 文部科学省（科学技術・学術政策局政策課資源室）：日本食品標準成分表 2015 年版（七訂）．http://www.mext.go.jp/a_menu/syokuhinseibun/1365297.htm
11) 消費者庁：栄養成分表示 栄養成分の量や熱量等の表示をする場合の基準（健康増進法第 31 条）．http://www.caa.go.jp/foods/pdf/syokuhin829.pdf
12) Food and Agricultural Organization of the United Nations：Food energy-methods of analysis and conversion factors, Report of a technical workshop, Rome, 3-6 December 2002. FAO Food and Nutrition paper 77, 2003
13) 黒田暁生，長井直子，小西祐子ほか：食品交換表に基づく新たなカーボカウント指導法．糖尿病 **53**：391-395, 2010
14) Smart CE, Ross K, Edge JA et al：Children and adolescents on intensive insulin therapy maintain postprandial glycaemic control without precise carbohydrate counting. Diabet Med **26**：279-285, 2009
15) 黒田暁生，丸山千寿子，松久宗英：第 7 版食品交換表に基づいた炭水化物 50〜60％での主食以外の炭水化物含有量．糖尿病 **57**：921-922, 2014
16) 日本糖尿病学会（編・著）：糖尿病食事療法のための食品交換表 活用編 献立例とその実践，第 2 版．日本糖尿病協会・文光堂，東京，2015
17) Kuroda A, Kaneto H, Kawashima S et al：Regular insulin, rather than rapid-acting insulin, is a suitable choice for premeal bolus insulin in lean patients with type 2 diabetes mellitus. J Diabetes Investig **4**：78-81, 2013
18) Danne T, Mortensen HB, Hougaard P et al：Persistent differences among centers over 3 years in glycemic control and hypoglycemia in a study of 3,805 children and adolescents with type 1 diabetes from the Hvidøre Study Group. Diabetes Care **24**：1342-1347, 2001
19) Rabasa-Lhoret R, Garon J, Langelier H et al：Effects of meal carbohydrate content on insulin requirements in type 1 diabetic patients treated intensively with the basal-bolus (ultralente-regular) insulin regimen. Diabetes Care **22**：667-673, 1999
20) Kuroda A, Yasuda T, Takahara M et al：Carbohydrate-to-insulin ratio is estimated from 300-400 divided by total daily insulin dose in type 1 diabetes patients who use the insulin pump. Diabetes Technol Ther **14**：1077-1080, 2012
21) Bevier WC, Zisser H, Palerm CC et al：Calculating the insulin to carbohydrate ratio using the hyperinsulinaemic-euglycaemic clamp-a novel use for a proven technique. Diabetes Metab Res Rev **23**：472-478, 2007
22) Kuroda A, Kaneto H, Yasuda T et al：Basal insulin requirement is 〜30％ of the total daily insulin dose in type 1 diabetic patients who use the insulin pump. Diabetes Care **34**：1089-1090, 2011
23) Nakamura T, Hirota Y, Hashimoto N et al：Diurnal variation of carbohydrate insulin ratio in adult type 1 diabetic patients treated with continuous subcutaneous insulin infusion. J Diabetes Investig **5**：48-50, 2014

24) 農林水産省：平成 25 年度食料・農業・農村白書 http://www.maff.go.jp/j/wpaper/w_maff/h25/pdf/z_all_1.pdf
25) Woodyatt RT：Objects and method of diet adjustment in diabetes. Arch Intern Med **28**：125-141, 1921
26) Weickert MO, Pfeiffer AF：Metabolic effects of dietary fiber consumption and prevention of diabetes. J Nutr **138**：439-442, 2008
27) Welch IM, Bruce C, Hill SE et al：Duodenal and ileal lipid suppresses postprandial blood glucose and insulin responses in man：possible implications for the dietary management of diabetes mellitus. Clin Sci (Lond) **72**：209-216, 1987
28) Pańkowska E, Błazik M, Groele L：Does the fat-protein meal increase postprandial glucose level in type 1 diabetes patients on insulin pump：the conclusion of a randomized study. Diabetes Technol Ther **14**：16-22, 2012
29) Jones SM, Quarry JL, Caldwell-McMillan M et al：Optimal insulin pump dosing and postprandial glycemia following a pizza meal using the continuous glucose monitoring system. Diabetes Technol Ther **7**：233-240, 2005
30) 今井佐恵子，松田美久子，藤本さおりほか：糖尿病患者における食品の摂取順序による食後血糖上昇抑制効果．糖尿病 **53**：112-115, 2010
31) Ahern JA, Gatcomb PM, Held NA et al：Exaggerated hyperglycemia after a pizza meal in well-controlled diabetes. Diabetes Care **16**：578-580, 1993
32) Siler SQ, Neese RA, Christiansen MP et al：The inhibition of gluconeogenesis following alcohol in humans. Am J Physiol **275**：E897-907, 1998
33) O'Keefe SJ, Marks V：Lunchtime gin and tonic a cause of reactive hypoglycaemia. Lancet **1**：1286-1288, 1977
34) Lange J, Arends J, Willms B：Alcohol-induced hypoglycemia in type 1 diabetic patients. Med Klin (Munich) **86**：551-554, 1991
35) Turner BC, Jenkins E, Kerr D et al：The effect of evening alcohol consumption on next-morning glucose control in type 1 diabetes. Diabetes Care **24**：1888-1893, 2001

索　引

和　文

あ
α-グルコシダーゼ阻害薬 33
アルコール摂取 50
1日総インスリン量 42
胃腸運動障害 37
インクレチン関連薬 33
インスリン依存状態 42
インスリン効果値 38
インスリン効果値の算出方法 42
インスリンポンプ療法 36, 43
運動 30
栄養表示 19, 48
応用カーボカウント 5, 36
オリゴ糖 3

か
外食 46
各種インスリンの作用持続時間のイメージ 37
果糖 3
カーボ 40
ガラクトース 3
簡易法 28
間食 22
基礎インスリン 36
基礎インスリンの設定 43
基礎カーボカウント 4, 12
筋肉労働 30
グルコース 3
血糖上昇係数（指数） 39
血糖値 3
高血糖 44
合成（人工）甘味料 3

さ
三糖類 3
指示エネルギー 23
指示エネルギー量 20
指示炭水化物量 20
主菜 24
主食 24
主要な栄養素による血糖上昇のイメージ 37
食後血糖 47
食後血糖上昇 32
食品分類表 7
食物繊維 3, 32, 47
ショ糖 3, 32
身体活動 32
スクラロース 3
スクロース 3
スルホニル尿素薬 32
速効型インスリン 36
速効型インスリン分泌促進薬 33

た
多糖類 3
単位配分表 7
炭水化物 3
炭水化物エネルギー比 20, 21, 27
炭水化物の分類 3
炭水化物量 3, 48
単糖類 3
チアゾリジン薬 33
超速効型インスリン 36
追加インスリン 36
追加インスリン量の計算 44
追加インスリン量の決定方法 38
低血糖 44
でんぷん 3, 32
糖アルコール 3
糖質 3, 15
糖質/インスリン比 38, 40, 41
糖質/インスリン比の算出方法 39
糖質エネルギー比 20, 21
糖質含有量 16
糖質制限 6
糖質用インスリン 38
糖質量 23, 48

糖質量の計算方法 …………………………… 17
糖尿病食 ……………………………………… 26
糖負荷量 ……………………………………… 15
糖類 …………………………………………… 3

な
中食 …………………………………………… 46
日差変動 ……………………………………… 40
日内変動 ……………………………………… 40
二糖類 ………………………………………… 3
日本食品標準成分表2015年版（七訂） …… 18
乳糖 ………………………………………… 3, 32

は
麦芽糖 ……………………………………… 3, 32
ビグアナイド薬 ……………………………… 33
頻回注射法 …………………………………… 36
副菜 …………………………………………… 24
副食 ……………………………………… 24, 26
ブドウ糖 …………………………………… 3, 32
補正用インスリン …………………………… 38

ま
マルトース …………………………………… 3

や
薬物療法 ……………………………………… 32

ら
ラクトース …………………………………… 3

欧　文

B
basal insulin ………………………………… 36

D
DPP-4阻害薬 ………………………………… 33

G
GI ……………………………………………… 39
GLP-1受容体作動薬 ………………………… 33
Glycemic Index ……………………………… 39

S
SGLT2阻害薬 ………………………………… 33

T
total daily dose of insulin（TDD） ………… 42

検印省略

医療者のためのカーボカウント指導テキスト
「糖尿病食事療法のための食品交換表」準拠

定価（本体1,500円＋税）

平成29年 4月11日　第1版　第1刷発行
令和6年12月1日　　同　　第4刷発行

編・著者　一般社団法人 日本糖尿病学会
発行者　　浅井　麻紀
発行所　　株式会社 文光堂
　　　　　〒113-0033　東京都文京区本郷7-2-7
　　　　　TEL（03）3813-5478（営業）
　　　　　　 （03）3813-5411（編集）

Ⓒ一般社団法人 日本糖尿病学会, 2017　　　印刷・製本：広研印刷
装丁デザイン：株式会社プレゼンツ

乱丁，落丁の際はお取り替えいたします．
ISBN978-4-8306-6063-4　　　　　　　　　　　　　　　Printed in Japan

本書の無断複写は，著作権法上での例外を除き禁じられています．
本書に掲載された著作物の翻訳・複写・転載・データベースへの取り込みおよび送信
に関する許諾権は，(一社)日本糖尿病学会が保有します．

糖尿病患者さんのための
「食事療法の必携書」

糖尿病食事療法のための食品交換表

第7版

日本糖尿病学会 編・著

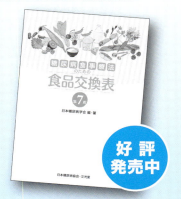

好評発売中

B5判・132頁・4色刷
定価(本体900円+税)
ISBN 978-4-8306-6046-7

初版発刊以来50年以上,糖尿病患者さん,医療スタッフから高い評価をいただいているロングセラーの最新版!炭水化物の適正な摂取量に対する社会的関心の高まりを受け,柔軟な対応ができる内容に改正.より使いやすくなって,毎日の食事を楽しみながら根気よく食事療法を続けられます.

☆ 第7版のポイント ☆
1. 食品分類表のなかの1単位あたりの栄養素の平均含有量を一部見直し.
2. 食事に占める炭水化物の割合が,60%,55%,50%の3通りの配分例を提示.
3. 表紙見返しに「私の食事療法」記入欄を新設.
4. 耳慣れない用語や注意点について,コラムや図を挿入してわかりやすく工夫.

● 主な目次

1 糖尿病とは
2 糖尿病治療の目標
3 糖尿病治療の方法
4 糖尿病治療のための食事とは
  適正な摂取エネルギー量の食事
  健康を保つために必要な栄養素
  血糖コントロールをよくする食事
  合併症を防ぐ食事
  食事療法のすすめ方
5 食品交換表について
  食品群の分類 6つの食品グループ(6つの表)
  食べる量をはかるものさし・・・単位=80キロカロリー
  食品の交換〜2つの原則〜
6 食品交換表の使い方
  1日の指示単位および炭水化物の割合
  1日にどの表から何単位とるか
  朝食,昼食,夕食,間食へどのように配分するか
  献立のたてかた
  1日20単位(炭水化物55%)の食事献立 (例)
    1日の指示単位(指示エネルギー量)の配分例:炭水化物60%
    1日の指示単位(指示エネルギー量)の配分例:炭水化物55%
    1日の指示単位(指示エネルギー量)の配分例:炭水化物50%
7 食品のはかり方
8 食事療法を長続きさせるために
[表1]●穀物 ●いも,炭水化物の多い野菜と種実,豆(大豆を除く)
[表2]●くだもの
[表3]●魚 ●貝 ●いか,たこ,えび,かに,その他 ●魚介の干物,水産練製品,佃煮など ●魚介缶詰 ●大豆とその製品 ●卵,チーズ ●肉とその加工品
[表4]●牛乳と乳製品(チーズを除く)
[表5]●油脂,脂質の多い種実,多脂性食品
[表6]●緑黄色野菜 ●淡色野菜 ●海藻,きのこ,こんにゃく
[調味料]●みそ,みりん,砂糖など
[外食料理・調理加工食品類・し好食品]●ごはん物,丼物,すし,弁当 ●めん類,パン食,一品料理ほか ●インスタント食品・調理加工食品 ●アルコール飲料,し好飲料 ●アイスクリーム,くだもの缶詰,菓子類など
<参考資料>
  食塩が多い食品
  コレステロールが多い食品
  食物繊維が多い食品
  表1,表2,表4の食品,調味料の炭水化物・糖質・食物繊維含有量
  単位配分表から1日の各栄養素の総量を算出できる仕組み(模式図)

文光堂 http://www.bunkodo.co.jp 〒113-0033 東京都文京区本郷7-2-7 tel.03-3813-5478/fax.03-3813-7241

糖尿病患者さんへバラエティに富んだ献立を提供します！
日本糖尿病学会が編集した『食品交換表 第7版』活用の手引き

糖尿病食事療法のための 食品交換表 活用編 第2版
献立例とその実践

日本糖尿病学会 編・著

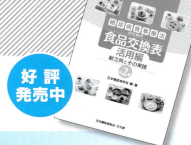

好評発売中

本書は，『糖尿病食事療法のための 食品交換表 第7版』に準拠して，より多くのバラエティに富んだ献立例を提示している"実践版".

☆『食品交換表』とともに本書を利用することで，より効果的な糖尿病食事療法を行うことができます．

☆患者さんはもとより医師，管理栄養士，看護師にも必携の書!!

『食品交換表 第7版』と併せてご利用ください

B5判・152頁・4色刷
定価(本体**1,200**円＋税)
ISBN978-4-8306-6047-4

「食品交換表 第7版」に準拠
管理栄養士，糖尿病腎症の患者に必須の一冊！

糖尿病腎症の 食品交換表 第3版

日本糖尿病学会 編・著

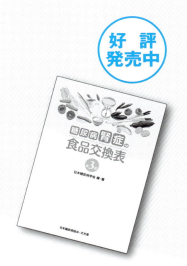

好評発売中

糖尿病腎症を合併した糖尿病患者のために考案された食事療法の基準テキスト．2013年に全面改訂した「糖尿病食事療法のための食品交換表 第7版」と同じ考え方で食事療法ができるようになっています．食品1単位の重量が見直されたほか，前版より使いやすくなるように様々な工夫を加えました．

◆管理栄養士や医師などの指導者にも，また，患者やその家族にとっても，最新の情報を，より使いやすく，わかりやすくまとめられています．

B5判・148頁・4色刷
定価(本体**1,500**円＋税)
ISBN978-4-8306-6048-1

文光堂　http://www.bunkodo.co.jp　〒113-0033 東京都文京区本郷7-2-7　tel.03-3813-5478/fax.03-3813-7241

カーボカウントの
糖尿病患者さん向けの"**手びき書**"と
医師・管理栄養士向けの"**指導書**"

**日本糖尿病学会が
総力をあげて
編集！**

カーボカウントの手びき

「糖尿病食事療法のための食品交換表」準拠

日本糖尿病学会　編・著

■ B5判・56頁・2色刷／定価(本体 **1,000**円+税)
ISBN978-4-8306-6064-1

糖尿病患者さん向けに作成した糖尿病食事療法のテキスト．カーボカウントとは，より正確に糖質摂取量を把握して血糖管理をする食事療法のことです．本書ではカーボカウントの基本的な考え方から実践まで，イラストや図表を多く使いわかりやすく解説しました．「糖尿病食事療法のための食品交換表 第7版」と本書を並行して利用することで，食事療法を的確に継続し，糖尿病の治療の成果を着実に得ることができます．

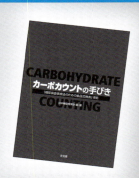

[医療者のための] カーボカウント指導テキスト

「糖尿病食事療法のための食品交換表」準拠

日本糖尿病学会　編・著

■ B5判・64頁・2色刷／定価(本体 **1,500**円+税)
ISBN978-4-8306-6063-4

医師，管理栄養士に向けて作成したカーボカウントの指導用テキスト．カーボカウントを導入することによって，より厳密に糖質摂取量を把握して治療効果を上げることができます．本書では基本的な考え方から実践的な指導の仕方まで，イラストや図表を多く使いわかりやすく解説しました．患者向けに作成された本書の姉妹書である「カーボカウントの手びき」と一緒に活用して糖尿病食事療法指導に役立てて下さい．

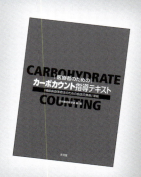

文光堂　http://www.bunkodo.co.jp　〒113-0033 東京都文京区本郷7-2-7　tel.03-3813-5478/fax.03-3813-7241